Zum Projekt "edition 2000"

Davon ausgehend, daß jeder Autor auch Leser ist und jeder kritische Leser ein potentieller Autor sein kann (dem meistens nur die Mittel zur wirkungsvollen Publizierung fehlen), stützt sich das Konzept dieses Verlagsprojekts auf die enge Verbindung von Leser, Verlag und Autor, die durch ständige Information über die Projektplanung der Titel, die wiederholte Aufforderung zur Mitarbeit an die Leser/Autoren sowie die unkonventionelle Methode der Buchproduktion und die inhaltsbezogene Reihengestaltung dauerhaft hergestellt werden soll.

Das in der Tendenz zensurhafte Anbieten von fraktionell ausgesuchten und für gut befundener Titel vieler linker Gruppen und Verlagsprojekte entschleiert sich mehr und mehr als Theoriefeindlichkeit und Ignoranz von originärem und phantasievollem Experimentieren auf materialistisch-historischer Grundlage; stattdessen ist es apologetisch-borniert.

Illusionslose und unverfälschte Berichte aus der Praxis solidarisch zusammenarbeitender Individuen, die dennoch eindeutig Parteilichkeit beinhalten, gibt es nur in Ausnahmen (zB: Veröffentlichungen des Sozialistischen Büros in Offenbach oder Texte aus dem Merve Verlag, Berlin).

Die "edition 2000" bietet sich als Plattform denjenigen an, die politischer Bevormundung gleichwelcher Seite auch im Verlagswesen widerstehen wollen und Veränderung nicht lautstark und gekünstelt mit Worten (also abgehoben von jeder Form von tatsächlich verändernder Praxis) aber auch nicht mit dem Hammer in der Faust (also aktivistisch auf der Basis von Theorielosigkeit) herbeiträumen, sondern die mit Phantasie und Mut solidarisch dazu beitragen wollen, daß sich die 'Freiheit des Subjekts' in einer befreiten Gesellschaft realisieren kann und der Kampf in den Köpfen mit dem Kampf auf der Strasse in Einklang gebracht wird.

DIE GESUNDEN UND DAS NORMALE

Zur Kritik der Psychoanalyse (1972)

Dieter R. Knöll

"Dem Bewußtsein kann daher nur
das Grab seines Lebens zur Ge-
genwart kommen".
Hegel, Phänomenologie des Geistes.

Für Hartwig Berger

ISBN 3-87958-111-8

theorie + praktische kritik 11

1. Auflage 1973

Printed in Germany (GFR)
Druck Köhler KG, Giessen-Wieseck

INHALT

VORBEMERKUNG:

Wenn in den verschiedenen Phasen der Studentenbewegung die Psychoanalyse entweder als eine Art Wundermittel zum Zwecke der Selbstbefreiung und -verwirklichung oder aber als besonders raffinierte Form von kleinbürgerlichem Psychologismus galt, so bringt dies eine Ambivalenz der Einschätzung dieser Theorie und Therapie zum Ausdruck, die in deren Struktur und Funktion selber durchaus eine Entsprechung zu haben scheint.

Die emanzipatorischen Möglichkeiten, welche eine Verwendung der Psychoanalyse im Rahmen einer fortschrittlichen gesellschaftlichen Praxis eröffnen könnte, aufzuzeigen und psychoanalytische Methode als eine prinzipiell (gesellschafts-) kritische sichtbar zu machen, war die Intention von Auseinandersetzungen mit Freuds grundlegenden theoretischen Arbeiten, wie sie beispielsweise in Habermas' 'Erkenntnis und Interesse' (1968) [1] oder Lepenies' und Noltes 'Experimentelle Anthropologie und emanzipatorische Praxis' (1970) [2] vorliegen. Damit wurde, in verändertem Kontext, abermals das zu leisten versucht, was schon Wilhelm Reich etwa in seinem Aufsatz 'Dialektischer Materialismus und Psychoanalyse' (1929) [3] zum Ziel sich gesetzt hatte, - dieser freilich noch dazu in der erklärten Absicht, die Psychoanalyse durch eine Verbindung mit historisch-materialistischer Gesellschaftsanalyse sowie über die von ihm initiierte Sex-Pol-Bewegung den fortschrittlichen Kräften der spätkapitalistischen Gesellschaft (also im wesentlichen dem Proletariat) direkt nutzbar zu machen.

---

1) Jürgen Habermas, Erkenntnis und Interesse, Frankfurt 1968, S. 262-354.
2) Wolf Lepenies/Helmut Nolte, Experimentelle Anthropologie und emanzipatorische Praxis. Überlegungen zu Marx und Freud, in: dies., Kritik der Anthropologie, München, 1971, S. 9-77.
3) In: Bernfeld u.a., Psychoanalyse und Marxismus (Hrsgb. H.J. Sandkühler), Frankfurt, 1970, S. 137-189.

Ziel dieser Arbeit ist es, gleichsam in einer tour d'horizon, die an speziellen Problemen psychoanalytischer Theorie und Praxis ansetzt, ohne diese ausdiskutieren zu wollen, Grenzen deutlich werden zu lassen, die einer Verwendung der Psychoanalyse als Instrument von Emanzipation gesetzt sind.

Will man über die Besonderheit der Psychoanalyse, wie sie von Sigmund Freud entwickelt wurde, ihre Struktur und Funktion, Klarheit gewinnen, so mag es von Vorteil sein, vor jeder Erörterung ihrer konkreten inhaltlichen Annahmen und Aussagen der allgemeinen Form dieser Theorie, die, so ist zu vermuten, nur im Zusammenhang mit der ihr entsprechenden Therapie voll gewürdigt und verstanden werden kann, sich zuzuwenden.

Ihre 'allgemeine Form' wird nun nicht etwa erst durch das Ausgehen von empirisch überprüfbaren Gegebenheiten, also bestimmten Krankheitssymptomen und -verläufen, bestimmt, sondern schon dadurch, daß die Psychoanalyse, was gleichsam ihre Vorentscheidung darstellt, beim Individuum bzw. einer kleinen Gruppe, der bürgerlichen Familie, ansetzt und nicht bei der Gesellschaft; diese ihre Grundposition teilt die Freudsche Psychoanalyse mit nahezu aller bürgerlichen Theorie seit Descartes [4].

Die Psychoanalyse soll, ihrem Selbstverständnis zufolge, imstande sein, über den Einzelnen Gültiges auszusagen, ohne daß zuvor das Ganze (das heißt, die Gesellschaft) analysiert worden wäre. Um zu sehen, ob ihr solche schlüssigen und gültigen Aussagen gelingen, wenden wir uns einigen prinzipiellen Positionen der Psychoanalyse

4) Die Ausnahmen bestätigen - wie meist, so auch hier - die Regel; die Philosophie Hegels z. B. oder auch die Soziologien Durkheims und Max Webers haben die bürgerliche Ideologie vom autonomen Individuum, das sich als ruhenden Pol in einem veränderlichen sozialen Kraftfeld weiß, eher destruiert als nachkonstruiert.

zu, die freilich eher implizit als explizit bezogen werden, darum jedoch nicht weniger Aufschluß geben über das Verhältnis von Gesellschaft und Individuum, wie es in psychoanalytischer Theorie (auf-) gefaßt wird.

Beginnen wir mit einem höchst Problematischen: Die gesamte herrschende Psychoanalyse hat die Neigung, sogenannte Normalität, Durchschnittsverhalten also, mit Gesundheit gleichzusetzen, von der Norm abweichendes Verhalten mit Krankheit. - Da der Individualanalyse keine Gesellschaftsanalyse vorausgeht, werden ungeprüft die in der jeweiligen Gesellschaft geltenden, weil mit physischem und psychischem Druck durchgesetzten, Normen übernommen; was (gesellschaftlich) ist, soll allein darum, weil es ist, auch schon verbindliche Norm abgeben können für das, was (beim Einzelnen) sein soll; die normative Kraft des Faktischen wird stillschweigend akzeptiert [5]. - Eine Definition von gesund bzw. krank, die ausschließlich von Durchschnittswerten ausgeht, die an dem, was gerade gesellschaftliche Wirklichkeit ist, abgelesen werden, definiert nicht bloß, - sie legitimiert auch, jene Wirklichkeit nämlich [6]. - Die scheinbare Neutralität, die an das sich hält, was sie vorfindet und es als unwissenschaftlich von sich weist, das diesem

---

5) Auch bei den, quantitativ offensichtlich kaum ins Gewicht fallenden, Analytikern, die dem spätkapitalistischen System zumindest mit Skepsis begegnen, gilt Anpassung an bestehende Verhältnisse, seien diese auch als selber schlechte, inhumane, Krankheit erzeugende, durchschaut, als erstrebenswert, weil unumgänglich; es wird behauptet, Anpassung sei immer noch das kleinere Übel, verglichen mit Auflehnung, deren Folgen zu (er-) tragen für den Einzelnen schwerste Belastungen mit sich brächte. - Daß diejenigen, welche solcher 'Anpassung wider Willen' sich widersetzen, mit Pressionen von seiten des Staatsapparats zu rechnen haben, dürfte in der Tat kaum bestreitbar sein. - Vgl. z.B. die Dokumentation d. Sozialist. Patientenkollektivs Heidelberg, Hrsgb. Basisgruppe Medizin Gießen, u. Kursbuch 28, S. 107-146.

6) Nun fragt sich allerdings, woran die Definition von gesund bzw. krank sich orientieren könnte, wenn nicht an ablesbaren Durchschnittswerten. - Auf diese Frage wird, zwecks deren Beantwortung, später zurückzukommen sein.

Zugrundeliegende zu suchen und dingfest zu machen, ist Deckmantel jener verschwiegenen Parteilichkeit, die um so wirksamer ist, je verdeckter sie bleibt. - Wie fragwürdig ein Definitionsverfahren ist, das in positivistischer Weise von der Realität ausgeht, erhellt schon daraus, daß ja doch ohne große Mühe ein Gesellschaftszustand vorstellbar ist, in welchem die (nach jetzt geltenden Maßstäben) äußerste Abnormität zur Norm erhoben wird (man denke nur an eine total faschisierte Gesellschaft). Daß die Mehrzahl der Individuen in einer Sozietät krank, psychisch versehrt, sein könnte, kommt affirmativen Psychoanalytikern jedoch nicht in den Sinn, eben weil sie nur das Individuum, nicht aber die Gesamtgesellschaft, einer Analyse unterziehen. An die Stelle einer 'gesellschaftlichen Pathologie' [7] tritt die individuelle Pathologie, deren Diagnose davon ausgehen kann, daß das Ganze im wesentlichen gesund sei, und bei deren Therapie von der, möglicherweise doch vorhandenen, gesellschaftlichen Pathologie abgesehen werden muß. Und noch was Pathologie des Individuums sei, wird von den Maßstäben einer Gesellschaft festgelegt, deren Pathologie doch kaum mehr in Abrede zu stellen ist [8].

"Wenn man von Gesundheit in einer kranken Gesellschaft spricht, gebraucht man den Begriff in soziologischem Sinne, um eine Anpassung an die Gesellschaft zu bezeichnen" [9]. Die Psychoanalyse,

---

7) "Es wird die spezifische Aufgabe der Psychoanalyse sein, die 'Pathologie der Normalität' zu untersuchen, die chronische, geringgradige Schizophrenie, die von der kybernetisch organisierten, technologischen Gesellschaft von heute und morgen erzeugt wird". Erich Fromm, Die Krise der Psychoanalyse, in: ders., Analytische Sozialpsychologie und Gesellschaftstheorie, Frankfurt, 1970, S. 227/228. Vgl. hierzu: ders., The Sane Society, New York, 1955, Kapitel 1-5, bes.: Kap. 2, Can a society be sick? - The pathology of normalcy.

8) Es versteht sich von selbst, daß in einer Gesellschaft genau das als normal gilt und deshalb nicht als krankhaft angesehen wird, was das Weiterbestehen dieser Gesellschaft garantiert oder doch wenigstens nicht gefährdet.
Daß vornehmlich Revolutionäre (von Spartakus über Robespierre und Marat bis hin zu Lenin) als Pathologen, als krankhafte Charaktere, bezeichnet werden, verwundert darum nicht.

9) E. Fromm, a.a.O., S. 222.

wie sie heute dominiert, setzt die Anpassung an die Gesellschaft, das Akzeptieren bestehender (aber nicht ausgewiesener, geschweige denn kritisch geprüfter) Normen, das Hinnehmen aufgezwungener Realitäten und das Einüben vorgeschriebenen Rollenverhaltens, also die 'Gesundheit im soziologischen Sinn', mit Gesundheit im, wie Fromm es etwas unpräzise nennt, 'humanistischen Sinne' gleich. Eine Person, die "vom Standpunkt der Gesellschaft aus erwünscht ist", wird "auch vom psychoanalytischen Gesichtspunkt als gesund beurteilt" [10]. Erwünscht ist der im Sinne der herrschenden Ideen und Interessen funktionierende Bürger. Geheilt ist darum, wer nicht mehr aufbegehrt, gesund, wer sich abgefunden hat mit dem, was ist. "In einer verdrängenden Sozialordnung, die die Gleichsetzung von normal, gesellschaftlich nützlich und gut fordert" [11], hat die Psychoanalyse, ebenso wie die Psychiatrie, primär die Aufgabe, das Krankheitsbild des Einzelnen möglichst genau dem der Gesellschaft anzugleichen. Eine Krankheit, die man mit Millionen gemeinsam hat, ist (scheinbar) keine mehr. Seelische Verhärtung, Gleichgültigkeit den anderen gegenüber, latente und offene Gewalttätigkeit und Grausamkeit, sind normal; würden sie als zu heilende oder doch einzudämmende schwerwiegende Erkrankungen aufgefaßt, so könnten die praktizierenden Analytiker aufhören, der Neurosen arbeitsloser Damen der Oberschicht, die sonst kein Hobby haben, sich anzunehmen. - Doch es besteht Grund zu der Annahme, daß die Psychoanalyse aufgrund der ihr eigenen Methode auch dann nicht ohne weiteres zu einer 'Massenanalyse und -therapie' taugen würde, wenn sie ihr Augenmerk nicht länger fast ausschließlich auf die Individualpathologie richtete [12]. Auf das, was diese Annahme nahelegt, wird später einzugehen sein. - "Die Unterscheidung

---

10) ders., a.a.O., S. 222.
11) Herbert Marcuse, Triebstruktur und Gesellschaft, Frankfurt, 1971 (zuerst veröffentl. unter d. Titel 'Eros u. Kultur', 1957), S. 54.
12) Freuds 'Massenpsychologie und Ich-Analyse' (1921) scheint mir kein Paradigma für eine 'Psychoanalyse der Gesellschaft' abgeben zu können.

zwischen 'normalen' und 'neurotischen' Charakterzügen ist selber weitgehend von gesellschaftlichen Faktoren abhängig und läßt sich eigentlich immer nur mit Bezug auf eine ganz bestimmte Gesellschaft treffen, wo eine dieser Gesellschaft nicht angepaßte Charakterstruktur eben krankhaft ist. Der Charakter eines kapitalistischen Kaufmanns des 19. Jahrhunderts wäre jedenfalls einer feudalen Gesellschaft recht 'krank' erschienen, und umgekehrt"[13].

Eine kritische (das heißt, sozialistisch orientierte) Psychoanalyse wird nicht umhinkönnen, Gesundheit bzw. Krankheit nicht in einem 'wertneutralen' Sinne, bei dem unterderhand die herrschenden Wertvorstellungen, die nach Marx allemal die der Herrschenden sind, sich durchsetzen, zu definieren. Solchermaßen kann sie vielleicht zur Emanzipation der Gesellschaft, ohne die keine des Individuums zu denken ist, beitragen. Versteht die Psychoanalyse sich dagegen als eine wertfreie "Forschungsmethode, ein parteiloses Instrument, wie etwa die Infinitesimalrechnung"[14], so wird sie, trotz der in ihr und durch sie wahrscheinlich gegebenen Emanzipationsmöglichkeiten, zu einem Instrument der völligen (Re-) Integration des Einzelnen in ein System, das Emanzipation versperrt; "die psychoanalytische Therapie droht unter den Einfluß eines Praxisbegriffs zu geraten, der die emanzipatorische Methode der Selbstreflexion in eine Technik der Verfügung über den seelischen Apparat transformiert, diesem nicht kritische Distanz gegenüber der Realität verschafft, sondern ihn an die Gegebenheiten anpaßt"[15]. Wenn stimmt, daß "in gewissem Sinne (..) nach Freud das Leiden des Patienten eine Protestreaktion gegen die kranke Welt (ist), in der er

---

13) E. Fromm, Die psychoanalytische Charakterologie und ihre Bedeutung für die Sozialpsychologie, a.a.O., S. 58.
14) Sigmund Freud, Die Zukunft einer Illusion, Frankfurt, 1967, S. 117, - zus. mit 'Massenpsychologie und Ich-Analyse'. (Freud wird, wo immer dies möglich ist, nach der Taschenbuchausgabe zitiert.) - Man könnte wohl auch hier, mit Habermas, von einem Selbstmißverständnis der Psychoanalyse sprechen. Vgl. J. Habermas, Erkenntnis u. Interesse, S. 262-350.
15) Lepenies/Nolte, a.a.O., S. 35.

lebt" [16], dann kann folgendes gerade nicht gelten: "Aber der Arzt muß das 'moralische' Problem außer Betracht lassen. Er hat die Gesundheit des Patienten wiederherzustellen, um ihn zu befähigen, normal in seiner Welt zu funktionieren" [17]. Ganz im Gegenteil, - Arzt und Patient haben zwischen Gesundheit und Anpassung zu wählen, denn "wären die Menschen heute gesund im menschlichen Sinne, so wären sie unfähiger und nicht etwa fähiger, ihre sozialen Rollen auszufüllen" [18].

Fromm hat, in seinem Aufsatz 'Marx' Beitrag zur Wissenschaft vom Menschen' [19], darauf hingewiesen, daß Marx im Gegensatz zum Begriff der individuellen seelischen Erkrankung eine Pathologie des Normalen entwirft, "ein Bild der Verkrüppeltheit des - statistisch gesehen - normalen Menschen, des Verlustes seiner selbst, seines menschlichen Wesens" [20]. Freuds 'positivistischer Instinkt-Psychologie' steht Marx' 'dynamische Psychologie' gegenüber, die sich (darin der Freudschen freilich nicht unähnlich) aller 'behavioristisch-deskiptiven Methode' [21] entschlägt und darum nicht in Gefahr gerät, systemintegrativer Praxis zu dienen, zudem aber noch "im Gegensatz zu Freuds Psychologie, die von dem Modell einer isolierten homme machine ausgeht, von dem Vorrang des Verhältnisses des Menschen zur Welt, zum Menschen und zur Natur" [22] ausgeht. Dies führt Marx zur Unterscheidung zwischen konstanten und relativen

---

16) Es dürfte nicht gänzlich abwegig sein, etliche Neurosen - und zwar nicht zuletzt auch solche, in denen konformes Verhalten übersteigert, sozusagen auf die Spitze getrieben, wird, wodurch 'Normalität' in Abweichung und schließlich in 'Abnormität' und 'Perversion' umschlägt - als, sei's auch unbewußten, Protest zu interpretieren. - Zitat s. Fn. 17.

17) H. Marcuse, Der eindimensionale Mensch, Neuwied u. Berlin, 1967, S. 197.

18) E. Fromm, a.a.O., S. 227.

19) E. Fromm, a.a.O., S. 145-161. - Vgl. Lepenies/Nolte, a.a.O., S. 13-16.

20) E. Fromm, S. 151.

21) ders., a.a.O., S. 152 u. 158.

22) ders., S. 148.

Trieben[23], die sowohl in Freuds erstem Triebkonzept, einem 'materialistisch-mechanistischen', als auch in seinem zweiten, das man als 'biologisch-vitalistisch' bezeichnen kann, keine Entsprechung hat[24]. Des weiteren gelangt Marx zu einer sehr differenzierten Einschätzung der individuellen Bedürfnisse, die in ihrer Mehrzahl als gesellschaftlich bedingte gesehen werden, deren Befriedigung bzw. Nichtbefriedigung darum nicht bloß als Kompromiß zwischen Forderungen der Triebe und Anforderungen bzw. notwendigen Versagungen der 'Kultur' sich darstellt. Fromm zeigt[25], daß dagegen Freud, der dazu neigt, sich zeigende Bedürfnisse als natürliche aufzufassen, den Bedürfnisbegriff als allgemeingültigen unterstellt, der einer besonderen Gesellschaftsform und deren Ideologie entspricht. Fromm exemplifiziert dies am Lustbedürfnis, indem er zeigt, daß Freud eine ganz bestimmte Vorstellung von Lust übernimmt. Freuds Libidotheorie "setzt voraus, daß alles menschliche Streben nach Lust aus dem Bedürfnis resultiere, sich von unlustvollen Spannungen zu befreien, nicht aber, daß Lust ein Phänomen des Überflusses ist, das auf größere Intensität und Vertiefung menschlichen Erlebens abzielt. Dieses Prinzip des Mangels ist charakteristisch für das Denken des Mittelstandes und erinnert an Malthus, Benjamin Franklin oder auch einen durchschnittlichen Geschäftsmann des 19. Jahrhunderts"[26]. Der Mangel wird zum "wichtigen Stimulans menschlicher Aktivität"[27], der Egoismus bzw. der "Konflikt zwischen zwei Formen von Egoismus, der libidinösen und der materiellen"[28], ist, nach Freuds Verständnis,

---

23) Als konstant wäre z.B. der Geschlechtstrieb aufzufassen, als relativ etwa der sogenannte Erwerbstrieb.
24) Die Libidotheorie wird um 1920 von der Eros-Thanatos - Konzeption abgelöst, in der ein 'biologisch-vitalistisches Triebmodell' seinen Platz hat. Vgl. Freud, Jenseits des Lustprinzips.
25) In: Freuds Modell des Menschen und seine gesellschaftlichen Determinanten, a.a.O., S. 174-193.
26) Fromm, a.a.O., S. 177. Vgl. auch Lepenies/Nolte, a.a.O., S. 39.
27) ders., a.a.O., S. 177.
28) ders., a.a.O., S. 183.

die Triebkraft allen menschlichen Verhaltens. - Freud zeigt sich hierin als "bürgerlicher Philosoph ältester Schattierung"[29]. Er war "niemals ein radikaler Kritiker der kapitalistischen Gesellschaft. Er stellte ihre sozioökonomische Basis niemals in Frage, noch kritisierte er ihr Weltbild - außer in bezug auf die Sexualität"[30]. "Hätte Marx Freuds Theorie gekannt, so hätte er sie als eine typische bürgerliche Nützlichkeits- und Exploitationstheorie kritisiert"[31]. Gewiß aber hätte er ebenso ihre Ambivalenz gesehen, und von dieser wird nun zu sprechen sein.

Wenn Marcuse sagt, daß "der Begriff des Menschen, wie er sich aus der Theorie Freuds ergibt", die "unwiderleglichste Anklage gegen die westliche Kultur - und zur gleichen Zeit die unangreifbarste Verteidigung eben dieser Kultur"[32] sei, so weist er auf eine ambivalente Funktion der Freudschen Psychoanalyse hin, die in ihrer Struktur begründet ist. - Habermas zeigt in 'Erkenntnis und Interesse', daß die Freudsche Psychoanalyse aus zwei durchaus heterogenen Teilen sich zusammensetzt, denen zwei unterschiedliche, ja gegensätzliche, Erkenntnisinteressen zugrundeliegen, - einerseits ein aufklärerisches und emanzipatorisches Interesse, das mithilfe 'methodischer Selbstreflexion' ein Aufarbeiten der eigenen Vergangenheit, besonders der frühkindlichen Konflikte, bewerkstelligen und damit ein Stück Selbstbefreiung gewinnen will, andererseits ein 'wertneutrales' naturwissenschaftliches Interesse, das über die Entwicklung einer von der konkreten Analysesituation sich ablösenden Metapsychologie schließlich zu einem "Modell der technischen Verwertung wissenschaftlicher Informationen"[33] führt. Habermas hat den methodologischen Irrweg Freuds, der aus seinem

---

29) Wilhelm Reich, Was ist Klassenbewußtsein? (erschienen 1934 unter dem Pseudonym Ernst Parell i. Verlag f. Sexualpolitik, Kopenhagen-Paris-Zürich), Neuauflage als Raubdruck, S. 54.
30) E. Fromm, a.a.O., S. 177.
31) ders., S. 156.
32) H. Marcuse, Triebstruktur und Gesellschaft, S. 17.
33) J. Habermas, a.a.O., S. 301.

"szientistischen Selbstverständnis" [34] resultiert, wie folgt rekonstruiert: "Die Grundkategorien der neuen Disziplin, die begrifflichen Konstruktionen, die Annahmen über die funktionellen Zusammenhänge des seelischen Apparats und über Mechanismen der Entstehung von Symptomen wie der Auflösung von pathologischen Zwängen - dieser metapsychologische Rahmen ist zunächst aus Erfahrungen der analytischen Situation und der Traumdeutung [35] entwickelt worden. Diese Feststellung hat einen methodologischen und keinen nur forschungspsychologischen Sinn. Jene Kategorien und Zusammenhänge sind nämlich nicht nur unter bestimmten Bedingungen einer spezifisch geschützten Kommunikation [36] entdeckt worden, sie können unabhängig davon gar nicht expliziert werden" [37]. Die Theoriebildung bleibt damit selber notwendig "dem Zusammenhang der Selbstreflexion eingebettet" [38]. Freud jedoch entwickelt eine naturwissenschaftlich orientierte Theorie, die "von der Stufe der Selbstreflexion unvermittelt zum zeitgenössischen Positivismus des Machschen Typus zurückkehrt" [39].

Im folgenden soll gezeigt werden, daß Freud, indem er eine "neue Humanwissenschaft" [40], die einer Methode sich bedient, die Haber-

---

34) ders., a.a.O., S. 306.
35) Vgl. S. Freud, Die Traumdeutung, Frankfurt, 1972 (Studienausgabe, Hrsgb. Mitscherlich, Richards u. Strachey, Bd. II), sowie ders., Über Träume u. Traumdeutungen, Frankfurt, 1971.
36) Gemeint ist die Kommunikation zwischen Arzt und Patient in der Analyse. - Daß diese freilich nicht auch noch als 'herrschaftsfreier Dialog' aufgefaßt werden kann, haben z.B. Keupp und Bergold in ihrem Aufsatz 'Probleme der Macht in der Psychotherapie unter spezieller Berücksichtigung der Verhaltenstherapie' deutlich werden lassen. Dieser Aufsatz, auf den noch eingegangen werden wird, findet sich in dem Sammelband 'Psychoanalyse u. Verhaltenstherapie', Hrsgb. C.H. Bachmann, Frankfurt, 1972, S. 105-141.
37) Habermas, a.a.O., S. 307. Vgl. auch H.J. Giegel, Reflexion und Emanzipation, in: Apel u.a., Hermeneutik und Ideologiekritik, Frankfurt, 1971, S. 244-283.
38) ders., a.a.O., S. 307.
39) ders., a.a.O., S. 307.
40) ders., a.a.O., S. 301.

mas "Tiefenhermeneutik" [41] nennt, begründet hatte, freilich "in ihr stets eine Naturwissenschaft gesehen hat" [42], in seiner Metapsychologie den naturwissenschaftlichen Ansatz nicht durchhalten konnte, sondern zurückfallen mußte in spekulative Annahmen, Begriffsmetaphorik und schließlich sogar in Mythologie [43].

Weil damit eine Problematik bürgerlicher Sozialwissenschaft überhaupt berührt wird, sei auf deren Vorgehen kurz eingegangen. -

In bürgerlicher Sozialwissenschaft unter den Bedingungen des Monokapitalismus' wird auf rationale Begründung des Noch-Bestehenden notgedrungen verzichtet; an deren Stelle tritt entweder das Sichbeschränken auf kleine, eng umgrenzte, Ausschnitte der sozialen Realität, die isoliert, in einer dem physikalischen Experiment nachgebildeten Versuchssituation bzw. in Form quasi naturwissenschaftlicher Beobachtung, untersucht werden [44], oder aber ein gleichsam mythologischer Erklärungs- bzw. Deutungsversuch [45].

Adorno hat auf die für den Positivismus, den kritischen Rationalismus, oder wie immer man sich neuerdings nennen mag, bestehende Notwendigkeit hingewiesen, außerhalb seiner an den exakten Naturwissenschaften geschulten Methode jeglichen Irrationalismus, von

---

41) ders., a.a.O., S. 267.
42) ders., a.a.O., S. 301.
43) Über den allgemeinen Zusammenhang von Mythologie und Aufklärung wird in Horkheimer/Adorno, Dialektik der Aufklärung, Frankfurt, 1971 (Tb.-Ausgabe), bzw. Amsterdam, 1947 u. 1968, reflektiert. Vgl. bes. 'Vorrede' und 'Begriff der Aufklärung'.
44) Eine Sozialwissenschaft, die scheinbar wertfrei, mit einer den Naturwissenschaften entlehnten Methode, operiert, verfährt so, weil sie Gesellschaft als 'zweite Natur' rezipiert und akzeptiert, statt deren historische Genese und Veränderbarkeit offenzulegen.
45) Auch naturwissenschaftlicher Beobachtung können freilich mythologische Annahmen vorausgehen und zugrundeliegen. Und die Naturwissenschaft kann zum 'Mythos' werden, z.B. dann, wenn sie als eine Wissenschaft angesehen wird, deren wesentliche Methoden totale Gültigkeit und Tauglichkeit haben, also auch in der Sozialforschung. -
In das dualistische Schema (entweder Sozialforschung mit naturwissenschaftlicher Methode oder mythologische Erklärungen) dürfte die 'Systemtheorie' (etwa Luhmanns) nicht sich einfügen.

scheinwissenschaftlicher Mythenbildung bis hin zu religiösem Wahn, als legitim und letztlich der Kritik entzogen zu akzeptieren [46]. Diese Koexistenz von Positivismus und Mythologie ist in psychoanalytischer Theorie zur Symbiose radikalisiert; beide sind ineinander verschränkt - und zwar nicht erst bei C. G. Jung, dessen Lehre von den Archetypen ein deutliches Übergewicht, ja eine nahezu ausschließliche Herrschaft, des Mythos' verrät, sondern bereits beim Begründer der Psychoanalyse, Sigmund Freud [47].

Wohl haben die begrifflichen Konstruktionen in der Psychologie "keinen anderen Stellenwert (...) als in einer Naturwissenschaft" [48]; zugleich jedoch unterscheiden sich Begriffe der Freudschen Meta-

---

46) Vgl. Theodor W. Adorno/K. Popper u. a., Der Positivismusstreit in der deutschen Soziologie, Neuwied u. Berlin, 1969, passim, sowie Th. W. Adorno, Vorlesung zur Einführung in die Erkenntnistheorie, Frankfurt, 1972, S. 19-30 u. S. 71, u. ders., Einleitung zu: Emile Durkheim, Soziologie und Philosophie, Frankfurt, 1967, S. 7-45.
Es existieren wohl auch, wie schon angedeutet, 'Mischformen', Theorien also, in denen scheinbar wertfreier Empirie, die positivistisch verfährt, quasi mythologische Hypothesen zugrundeliegen, so z. B. die Behauptung angeborener geringerer Intelligenz bei Mitgliedern unterprivilegierter, also unterdrückter, Klassen bzw. Rassen. - Man könnte hier auch an die Ontologisierung gesellschaftlicher Konflikte bei neoliberalistischen Ideologen wie Dahrendorf denken (indem auch Klassengegensätze und -kämpfe, wenn auch vielleicht unausdrücklich, unter den Oberbegriff 'Konflikt' subsumiert und als unaufhebbar deklariert werden, kann die Forderung nach einer klassenlosen Gesellschaft ihrerseits der Mythologie verdächtigt werden; ebenso wird Herrschaft ontologisiert und damit die Möglichkeit einer herrschaftsfreien Gesellschaft geleugnet; der vor- oder ungesellschaftliche 'reine Mensch' in der Rollentheorie Dahrendorfs schließlich, auf den Frigga Haug hingewiesen hat (vgl. F. Haug, Kritik der Rollentheorie, Frankfurt, 1972, S. 27-35), ist durchaus nichts anderes als ein 'mythisches Wesen').

47) Zur Klärung der Frage, um welche Form von Mythologie es sich bei manchen Annahmen der psychoanalytischen Theorie handelt, können, trotz ihrer Allgemeinheit, die beiden Exkurse (Odysseus oder Mythos und Aufklärung, Juliette oder Aufklärung und Moral) aus der 'Dialektik der Aufklärung' von Nutzen sein.

48) Habermas, a. a. O., S. 301.

psychologie (wie z.B. Libido, Aggression, Es, Ich, Über-Ich [49]) in erheblichem Maße von denen beispielsweise der Chemie und Biologie oder auch denen der Physik. Wenn der Psychologe den Begriff 'Trieb' ebenso gebraucht wie der Physiker denjenigen der 'Elektrizität', nämlich als einen rein theoretischen, das heißt, ohne damit über das Wesen des Triebes etwas auszusagen, wie auch der Physiker über das Wesen der Elektrizität keine Auskunft gibt [50], so folgt daraus nicht, daß für den Psychologen ein so beschaffener Begriff die gleichen Dienste tut wie für den Physiker. Die Objekte, mit denen beide es zu tun haben, sind nämlich grundsätzlich verschiedene. Naturwissenschaftliche Begriffsbildungen, deren Adäquatheit jeweils im Experiment überprüft werden kann, werden zur reinen Metaphorik, wenn sie im Rahmen einer Human- bzw. Sozialwissenschaft analoge Funktion erfüllen sollen: "keine einzige der unter dem Gesichtspunkt der Triebökonomie abgeleiteten Aussagen über quantitative Beziehungen ist je experimentell überprüft worden. Das Modell des seelischen Apparats ist so gefaßt, daß von den Ereignissen, über die die Metapsychologie Aussagen macht, Beobachtbarkeit zwar sprachlich assoziiert, aber tatsächlich nicht eingelöst wird - und nicht eingelöst werden kann" [51]. Die metaphorischen Begriffe, die ursprünglich aus der Erfahrung des analytischen Gesprächs hervorgegangen waren, verselbständigen sich, sind nun an die Kommunikation zwischen Patient und Arzt, deren Ziel es ist, "einen Aufklärungsprozeß in Gang zu setzen und den Kranken zur Selbstreflexion zu bringen" [52], nicht länger ge-

---

49) Der Konzeption Es - Ich - Über-Ich war eine andere, Unbewußtes - Vorbewußtes - Bewußtsein, vorausgegangen.
In der Differenz des psychoanalytischen Begriffssystems von dem z.B. der Chemie gelangt zum Ausdruck, daß der Mensch zwar Teil der Natur ist, ihr zugleich jedoch gegenübersteht, sich als von ihr geschieden erfährt.
50) Vgl. Habermas, a.a.O., S. 301.
51) Vgl. Habermas, a.a.O., S. 308.
52) Habermas, a.a.O., S. 299.
Problematisch an Habermas' Behandlung der Freudschen Psychoanalyse ist m.E. sein Versuch, dem therapeutischen Gespräch

bunden. Analytische Praxis und Psychologische Theorie treten auseinander[53].

Der Unterschied zwischen metaphorischen Begriffen[54] in der Physik (stellvertretend für sämtliche Naturwissenschaften) und der Psychologie bzw. Psychoanalyse (in gewisser Weise ebenso stellvertretend für die Sozialwissenschaften) besteht nun freilich nicht nur auf der Ebene der generellen Überprüfbarkeit; er ist umfassender. - War

---

uneingeschränkt Modellcharakter für auf Reflexion, Selbstaufklärung, gerichtete Kommunikation zuzusprechen und es selber dabei auch schon nur als Modell zu nehmen, das heißt, von der realen Analysesituation abzusehen, zu abstrahieren, - obwohl keineswegs als gesichert gelten kann, daß 'unerwünschte Begleiterscheinungen' wie das Freiwerden von 'destruktiver Aggressivität' und das Sichherausbilden bzw. Fortbestehen von Herrschaftsbeziehungen in der Analyse diese selber, ihr Wesen, nicht grundlegend verändern; möglicherweise sind diese 'Begleiterscheinungen' ja sogar mit konstituierend für die analytische Technik, wie sie sich herausgebildet hat. - Ebenso fragwürdig ist die von Habermas vorgenommene Reduktion der psychoanalytischen Therapie auf Sprachrekonstruktion; Neurose gerinnt dabei zum bloßen Abweichen in, dem 'Normalen' unverständlich bleibende, Privatsprache, die Analyse erscheint als therapeutisch gewordenes Wittgensteinsches Sprachspiel, in welchem (Selbst-) Reflexion allein schon Heilung zu bewirken vermag; die Probleme der Analysanden werden als durch Rekonstruktion von Sprache schon zu lösende angesehen, weil jene selber als solche wesentlich sprachlicher Natur aufgefaßt werden, während sie tatsächlich auf der Ebene unbewußter Ereignisse und Vorgänge liegen; ihre Bewältigung läßt sich nicht durch Verbalisierung, reine Aufklärung über ihr Vorhandensein und ihre Ursachen, bewerkstelligen; dazu bedarf es beispielsweise der 'Übertragung', die kaum als Sprachrekonstruktion sich beschreiben läßt.
Zu Habermas vgl. Alfred Lorenzer, Sprachzerstörung und Rekonstruktion, Vorarbeiten zu einer Metatheorie der Psychoanalyse, Frankfurt, 1970; ders., Kritik des psychoanalytischen Symbolbegriffs, Frankfurt, 1970; sowie ders., Symbol, Interaktion und Praxis, in: Horn, Lorenzer u.a., Psychoanalyse als Sozialwissenschaft, Frankfurt, 1971, S. 9-60.

53) Vgl. auch B.F. Skinner, Kritik psychoanalytischer Begriffe und Theorien, in: Logik der Sozialwissenschaften (Hrsgb. E. Topitsch), Köln u. Berlin, 1971, S. 454-464.

54) Es ist sicher nicht völlig von der Hand zu weisen, daß sämtliche überhaupt entwickelbaren Begriffe bis zu einem gewissen (jeweils unterschiedlichen) Grade metaphorisch sind.

am Begriff der Elektrizität, in Gegenüberstellung zu dem des Triebes, eine Spezifik der Begrifflichkeit, die (Meta-) Psychologie und Physik gemeinsam ist und doch jeweils etwas anderes bezeichnet, deutlich geworden, so geht es nun darum, anhand der beiden Begriffe 'Gravitation' und 'Ich' das zu explizieren, was Naturwissenschaft und Sozialwissenschaft strikt voneinander trennt.

Die naturwissenschaftliche Beobachtung und Begriffsbildung hat es mit von gesellschaftlichen Verhältnissen unabhängigen Bedingungen und Vorgängen zu tun [55]. Die Gravitation z.B. ist in einer agrari-

---

55) Die Veränderung naturwissenschaftlicher Begriffe und Theorien hat mit der Veränderung gesellschaftlicher Verhältnisse hingegen sehr viel zu tun; die Wandlung bzw. Weiterentwicklung z.B. physikalischer Begriffe von Newton bis Einstein und Planck hängt aufs engste zusammen mit der Entwicklung der bürgerlich-kapitalistischen Gesellschaft.
Daß die Sozialwissenschaft nicht mit Natur es zu tun hat, sondern mit Gesellschaft, bedingt, daß sie ein prinzipiell anderes Instrumentarium benötigt als die Naturwissenschaft. Zwei notwendige Unterschiede in den Methoden der Naturwissenschaft einerseits und der Sozialwissenschaft andererseits sollen an der gegebenen Unterschiedlichkeit ihrer Forschungsfelder verdeutlicht werden:
Erstens: Die Forschungssituation (Beobachtung, Befragung) kann in der Sozialwissenschaft nicht beliebig reproduziert werden, sie ist nicht wiederholbar, denn untersucht wird Meinung, Verhalten etc., jeweils in einem bestimmten geschichtlichen, auch lebensgeschichtlichen, Augenblick, der seinerseits nicht sich wiederholt; auch die Wiederholung einer bestimmten Untersuchungssituation mit anderen als den zuvor beobachteten Individuen bzw. Gruppen, unter Beibehaltung der einmal gewählten Versuchsbedingungen, ist nur eine scheinbare, denn zum einen können in der Sozialwissenschaft äußere Bedingungen wohl niemals so exakt reproduziert oder als identische vorgefunden werden wie in der Naturwissenschaft, zum anderen ist die Unterschiedlichkeit des jeweiligen Erfahrungsstandes nicht allein bei den verschiedenen lebensgeschichtlichen Intervallen eines Individuums gegeben, sondern ebenso oder mehr noch bei verschiedenen Individuen bzw. Gruppen, die, so ähnlich sie einander auch sein mögen, doch jeweils einen unterschiedlichen sozialen Hintergrund haben, in ihren Denk- und Verhaltensweisen von einander, sei's auch oft nur geringfügig, abweichen; die Richtigkeit einer Messung kann hier also gerade nicht in der Weise überprüft werden, wie dies in der Naturwissenschaft möglich ist, von der die herrschende

schen Gesellschaft genau die selbe wie in einer kapitalistischen; ein Körper fällt auch im Sozialismus nicht anders zu Boden. - Das Ich dagegen ist von Gesellschaft zu Gesellschaft ein je verschiedenes; es ist ein feudalistisches, bürgerliches, proletarisches etc., das heißt, ein von der Gesellschaftsform und auch der Klassensituation geprägtes. - Erich Wulff hat in seinem Aufsatz 'Grundfragen transkultureller Psychiatrie' [56] gezeigt, daß z.B. in Vietnam bzw. in intakten vietnamesischen Dorfgesellschaften eine Ich-Bildung in Form

---

Wissenschaftstheorie die Kriterien der Verifizierung und Falsifizierung übernommen hat; daraus die Konsequenz zu ziehen, das Postulat der Wiederholbarkeit abzuschwächen oder sogar ganz fallenzulassen, die Annahme einer grundsätzlichen Identität von sozialwissenschaftlichen und naturwissenschaftlichen Methoden aber beizubehalten, ist inkonsequent; beides zugleich geht nicht.

Zweitens: Das Forschungsfeld in der Sozialwissenschaft ist gegenüber dem der Naturwissenschaft dadurch gekennzeichnet, daß in ihm Untersuchungssubjekt und Untersuchungsobjekt als solche gleicher Art einander konfrontiert sind; um beim Beispiel der Psychoanalyse zu bleiben: Untersuchungsgegenstand und 'Meßinstrument' sind nicht weitgehend verschieden voneinander (wie in Chemie, Biologie, Physik usw.), sondern von der selben Beschaffenheit; Psyche prüft Psyche. Damit ist auch nicht mehr gewährleistet, daß das Objekt durch das Subjekt, wenn man so will, das Meßinstrument, nicht verändert wird (vgl. Fußnote 185); vielmehr ist wechselseitige Beeinflussung gegeben (ein durchaus zentrales Problem z.B. beim sozialwissenschaftlichen Interviewverfahren; vgl. Aaron V. Cicourel, Methode und Messung in der Soziologie, Frankfurt, 1970, S. 110-152). Der Sozialwissenschaftler verändert das, was er nur untersuchen will, indem er es untersucht. Er ist selber Teil des Forschungsfeldes, müßte also permanent sich selbst, seine Aktionen, Reaktionen, untersuchen, wollte er die Aktionen und Reaktionen (handle es sich dabei nur um Meinungsäußerungen) dessen, den er eigentlich untersucht, adäquat einzuschätzen, gar zu messen, versuchen. Die empirische Sozialforschung kann nicht soziale Prozesse von außen beobachten, wie naturwissenschaftliche Forschung dies bei natürlichen Prozessen tut; sie ist stets selbst aktiver Faktor, der den Prozeß, welcher zu untersuchen ist, seinerseits beeinflußt.

56) In: Das Argument, Nr. 50, Sonderheft 'Kritik der bürgerlichen Sozialwissenschaften', Berlin, 1969, S. 227-260.

einer der bürgerlichen Ideologie im Kapitalismus entsprechenden Ich-Individualität [57] nicht zustande kommt. Das vietnamesische Kind "findet seine Identität nicht in der Ausbildung eines Ich-Ideals, das einen einzigen Menschen - zumeist den Vater - zum Identifikationsvorbild nimmt, sondern 'trennt' sich von der ganzen Familie als Gruppe und identifiziert sich in der Folge mit dieser" [58]. Da so ein "System von multilateralen und (...) wechselnden Identifikationsmöglichkeiten" entsteht, kommt es zu keiner illusionären Absolutsetzung von einzelnen Personen (des Vaters oder der Mutter)" [59]. Mit anderen Worten: es bildet sich kein Über-Ich aus, wie es von Freud definiert wurde, - als eine besondere Instanz im Ich, die als intrapsychisch verlängerte gesellschaftliche Autorität (zuerst die des Vaters, später die 'abstrakter' Träger normgebenden Verhaltens) verstanden werden kann, und von der die einschränkenden, Triebverzicht gebietenden, Forderungen gegenüber dem Ich angemeldet und zumeist auch durchgesetzt werden. An die Stelle eines Individual-Ichs, das eine abgeschlossene individuelle Intimsphäre erstrebt [60], tritt ein 'Gruppen-Ego', "ein Ich, bei dem der Wunsch, ein Objekt zu besitzen, gewöhnlich von dem Wunsche begleitet ist, es (mit den Angehörigen der Gruppe) zu teilen; bei dem die Trennungslinien zwischen den Objekten wie zwischen den 'Individuen' vage bleiben, und dem das uns geläufige Beharren, ja Sich-Versteifen auf eine 'private' Intimsphäre, einen Bereich absoluter Eigenverfügbarkeit (der Gedanken-, Gefühls- und Empfindungswelt, der eigenen körperlichen Vorgänge, der 'Meinigkeit der Erlebnisvollzüge') ziemlich fremd bleibt" [61]. Störungen des Ich-Bewußtseins, wie sie in Gesellschaften häufig sind, "deren meiste Mitglieder die bürgerliche Ideologie vom schöpferischen, einzigartigen, sich selbst verwirklichenden Individuum als Ich-Ideal bzw. als Überich-Forde-

---

57) Vgl. Wulff, a.a.O., S. 234/35.
58) Wulff, a.a.O., S. 240.
59) ders., a.a.O., S. 240.
60) Vgl. Wulff, a.a.O., S. 234-246 u. S. 248/49.
61) ders., a.a.O., S. 241.

rung verinnerlicht haben"[62)], treten normalerweise[63)] nicht auf. "Das bürgerliche Ich-Ideal 'individueller' Selbstverwirklichung", welches am Modell des Privateigentum sich aneignenden, seinen Besitz verteidigenden und hinter diesem sich verschanzenden kapitalistischen Geschäftsmannes gewonnen"[64)] wurde und "uns Europäern als unabhänderliche, allgemein-menschliche, gott- bzw. vernunftgewollte 'Naturtatsache' angetragen wird"[65)], erweist sich als ein sehr relatives, das dann, wenn ihm faktisch absolute Gültigkeit zugesprochen wird, zum Mythos wird.

Wenngleich Freud wohl nicht darüber sich im klaren war, daß er aufgrund der klassenmäßigen Zusammensetzung seiner Patienten (fast sämtliche entstammten dem 'gehobenen Wiener Bürgertum' oder dem abgesunkenen Adel) in der Analyse auf der bürgerlichen Familie eigentümliche Probleme stieß und auf diese einzugehen hatte, in seiner Metapsychologie, von selbigem Material ausgehend, Begriffe allgemein gehaltenen Charakters entwickelte, die gleichwohl ihren besonderen, typisch bürgerlichen, Kern nicht verleugnen können[66)], war ihm doch sehr wohl bewußt, daß das von ihm aufgestellte und verwendete Begriffssystem der Forderung nach exakter Wissenschaft noch nicht zu genügen vermochte. So gab er den mythologischen Charakter seines Triebmodells ganz unumwunden zu: "Die Trieblehre ist sozusagen unsere Mythologie. Die Triebe sind mythische Wesen, großartig in ihrer Unbestimmtheit (...)"[67)]. Mitscherlich, der diese Stelle zitiert[68)], fügt gleich hinzu, daß der

---

62) ders., a.a.O., S. 235.
63) Das heißt, wenn nicht, z.B. durch Assimilation an Verhaltensweisen etwa der französischen oder US-amerikanischen Besatzer, die der agrarischen Produktionsweise entsprechende Familienstruktur modifiziert oder aufgelöst wird.
64) Wulff, a.a.O., S. 245.
65) ders., a.a.O., S. 234.
66) Es ist kaum zu bezweifeln, daß psychoanalytische Praxis und Theorie wesentlich anders beschaffen wären, hätte Freud oder ein anderer sie in einem Wiener Arbeiterbezirk entwickelt.
67) S. Freud, Ges. Werke, Bd. XV, S. 101.
68) In: Aggression und Anpassung, enthalten in dem Band 'Die Idee des Friedens und die menschliche Aggressivität', Frankfurt, 1969, S. 81.

Psychoanalytiker gerne bereit sei, dieses 'sozusagen unsere Mythologie' in 'unsere Arbeitshypothese' umzubenennen, - als wäre dies eine Konzession an Kritiker der Freudschen Trieblehre und nicht vielmehr ein, nicht einmal besonders geschickter, Versuch, den jener Konzeption innewohnenden mythologischen Charakter, welchen Freud in großer Ehrlichkeit eingestand, zu übertünchen, um ihn nicht kritischer Prüfung aussetzen zu müssen; die Bedeutung der Trieblehre wird zur 'Arbeitshypothese' heruntergespielt, obgleich es unzweifelhaft ist, daß eben diese quasi mythologische Trieblehre eine beinahe hypnotische Faszination auf nicht wenige Analytiker, von Freud selbst bis hin zu Mitscherlich, hatte und teilweise noch hat, - eine Wirkung, die eine bloße Arbeitshypothese niemals hätte erreichen können. Selbst Marcuse ist dieser 'Arbeitshypothese', wie sein 'philosophischer Beitrag zu Sigmund Freud' ('Triebstruktur und Gesellschaft') beweist, geradezu verfallen, so sehr sogar, daß er nicht einmal das Eros-Thanatos - Konzept [69] in Frage stellt [70], es vielmehr in einer Weise interpretiert, die stellenweise von buddhistischem Mystizismus nicht weit entfernt ist.

---

69) Der von Freud verwendete Terminus 'Thanatos' zur Bezeichnung des Todestriebs geht nicht auf die griechische Mythologie zurück, sondern entstammt wohl einem Gedicht ('An die Engel', im 2. Buch des 'Romanzero') Heinrich Heines, in welchem Thanatos als poetische Chiffre eingeführt wird.
Die Konzeption des Thanatos' erinnert an Gedanken, die von Schopenhauer in 'Die Welt als Wille und Vorstellung' entwickelt worden waren (daß Freud Schopenhauer gelesen hatte, geht schon daraus hervor, daß er in Massenpsychologie und Ich-Analyse (Frankfurt, 1967, S. 40) dessen Parabel von den Stachelschweinen aus den 'Parerga und Paralipomena' zitierte; in seinem kurzen Aufsatz 'Eine Schwierigkeit der Psychoanalyse' (in: Freud, Darstellungen der Psychoanalyse, Frankfurt, 1969, S. 130-139) bezeichnet Freud die Philosophie Schopenhauers sogar als Vorgängerin der Psychoanalyse. Er schreibt dort: "Es sind namhafte Philosophen als Vorgänger anzuführen, vor allem der große Denker Schopenhauer, dessen unbewußter 'Wille' den seelischen Trieben der Psychoanalyse gleichzusetzen ist"). - Auch der Einfluß Nietzsches ist in vielen Arbeiten Freuds unverkennbar; ebenso derjenige Darwins.

70) Vgl. H. Marcuse, Triebstruktur und Gesellschaft, passim; bes. S. 219-233 u. S. 30-23. Es vermag nicht zu erstaunen, daß

Der Mythologie - Vorwurf bedarf noch weiterer Konkretisierung; es soll darum anhand zweier psychoanalytischer Termini und Theoreme (Ödipuskomplex und Penisneid) versucht werden, die aus ihrer gesellschaftsunspezifischen Betrachtungsweise resultierende Mythologie der Psychoanalyse aufzuzeigen.

Die Tendenz, menschliches - und das heißt immer auch schon: gesellschaftliches - Verhalten in anthropologischen Kategorien zu bestimmen statt in soziologischen, manifestiert sich etwa in Freuds Annahme eines in jeder Kultur bzw. auf jeder Zivilisationsstufe vorhandenen, von ihm so genannten, Ödipus-Komplexes [71]. Nun läßt sich aber schon aus Bachofens Arbeiten über mutterrechtlich strukturierte Gesellschaften [72], die um 1860 erschienen sind, schließen, daß der Ödipus-Komplex durchaus nicht als anthropologische Konstante unterstellt werden kann, denn ist die Mutter die dominierende Figur, der Vater nicht einmal in Wohngemeinschaft mit dieser und den Kindern, besteht gar überhaupt keine rechtlich fixierbare Verwandtschaft der Nachkommen mit dem Vater, - schon weil dieser schwer festzustellen ist, so ist das Entstehen eines Ödipus-Komplexes denkbar unwahrscheinlich. Es scheint mir ferner

---

Gehlen schreibt: "Der treueste Dienst an seiner (Freuds - D.R.K.) Lehre hätte darin bestanden, für die späte Hypothese von der konservativen, regressiven und repetierenden Natur gewisser Triebgruppen - der sog. Todestriebe - empirisches Belegmaterial zu suchen." (Arnold Gehlen, Die Seele im technischen Zeitalter - Sozialpsychologische Probleme in der industriellen Gesellschaft, Reinbek, 1970, S . 97); eher schon dürfte die weitgehende Übereinstimmung Marcuses mit Gehlen, was die Einschätzung der These vom Todestrieb angeht, manchem erstaunlich erscheinen.

71) Vgl. Freud, Abriß der Psychoanalyse, Frankfurt, 1953, 7. Kapitel, S. 44 ff., sowie ders., Über Psychoanalyse. Fünf Vorlesungen, in: ders., Darstellungen der Psychoanalyse, Frankfurt, 1969, S. 84-94 (4. Vorlesung).

72) J. J. Bachofen, Das Mutterrecht, Stuttgart, 1861, und ders., Mutterrecht und Urreligion, Stuttgart, 1954. - Vgl. dazu auch Friedrich Engels, Der Ursprung der Familie, des Privateigentums und des Staates, Berlin, 1969, S. 10-96.

kaum bestreitbar, daß dort, wo die Promiskuität auch den Inzest einschließt, ein Ödipus-Komplex gar nicht entstehen kann [73].

---

73) Schon Wilhelm Reich hat die Universalität des Ödipuskomplexes, die Behauptung, er sei gleichsam gesellschaftsunabhängig, bestritten. In seiner Schrift 'Dialektischer Materialismus und Psychoanalyse (a.a.O., S. 158) heißt es: "Im Ödipusverhältnis sind nicht nur die triebhaften Einstellungen inbegriffen, sondern die Art und Weise, in der das Kind den Ödipuskomplex durchmacht und überwindet, ist mittelbar bedingt sowohl durch die allgemeine gesellschaftliche Ideologie als auch durch die Stellung der Eltern im Produktionsprozeß, mithin sind die Schicksale des Ödipuskomplexes letzten Endes wie alles andere abhängig von der ökonomischen Struktur der Gesellschaft. Ja mehr, sogar daß ein Ödipuskomplex überhaupt zustande kommt, ist der besonderen, durch die Gesellschaft bedingten Struktur der Familie zuzuschreiben." -
B. Malinowski konnte in 'The sexual life of savages in North-Western Melanesia' (London, 1929) nachweisen, daß der Ödipuskomplex nicht in jeder Gesellschaft sich herausbildet, er also tatsächlich, wie Reich es formulierte, der durch die Gesellschaft bedingten Struktur der Familie zuzuschreiben ist. - Vgl. auch Malinowski, Geschlecht und Verdrängung in primitiven Gesellschaften, Reinbek, 1962, bes. S. 133-170 und W. Reich, a.a.O., S. 177/178.
Das Nichtvorkommen des Ödipuskomplexes braucht m.E. nicht auf mutterrechtlich strukturierte Gesellschaften beschränkt zu sein; in eigentlich patriarchalischen Gesellschaften kann die Rolle des Familienvaters durch dessen immer geringer werdenden beruflichen und sozialen Status, den völligen Verlust seiner 'Selbständigkeit', derart geschwächt werden, daß er für das Kind kaum mehr dessen erstes Über-Ich abzugeben vermag und auch kein Besitz- und Herrschaftsverhältnis gegenüber der Mutter mehr dokumentieren kann. (Vgl. Horkheimer/Adorno, Dialektik d. Aufklärung, Frankfurt, 1971, S. 4, S. 135 u. S. 182; i.d. Ausgabe Amsterdam, 1968, S. 9, S. 179 u. S. 239).
Wenn die gesellschaftliche Entwicklung mit der "gesunden Familie (...) den einzigen Ort unmittelbarer Beziehungen zwischen den Menschen" zerstört, wie Horkheimer in einem Aphorismus seines, unter dem Pseudonym Heinrich Regius 1934 erschienenen, Buches "Dämmerung" (Nachdruck 1972, S. 245) meint, so wird gleichzeitig auch dasjenige Vaterbild demontiert, dem Freud die Funktion des 'ersten Über-Ichs' zuschreibt. (Vgl. auch A. Mitscherlich, Auf dem Weg zur vaterlosen Gesellschaft. Ideen zur Sozialpsychologie, München, 1963.) - Damit könnte auch die ausschließliche Verfügung des Vaters über die Mutter nicht länger aufrechterhalten werden, wodurch der Vaterhaß, der entsteht, weil der Vater die Liebesbeziehung des Kindes zur Mutter (zer-)stört, kaum mehr entstehen könnte - und zwar ohne daß das

In analoger Weise faßt Freud den Penisneid als etwas Originäres, von gesellschaftlichen Verhältnissen und deren Veränderung völlig Unabhängiges, auf. Freud erwähnt in seiner Schrift 'Über infantile Sexualtheorien' [74] den Wunsch des kleinen Mädchens, ein Junge zu sein und führt diesen auf ein angesichts des Penis' erlebtes unmittelbares Minderwertigkeitsgefühl, das Bewußtwerden eines rein physischen Mangels, zurück [75].

Eine so geartete Erklärung ist zwar naheliegend, aber sie ist nicht die einzig mögliche, ja sie ist, wie ich meine, nicht einmal die plausibelste. - Daß das weibliche Kind bei der Betrachtung des anatomischen Geschlechtsunterschiedes glaubt, schlechter weggekommen zu sein, sich benachteiligt fühlt, kann einen sehr viel vermittelteren Grund haben als den, welchen Freud wie selbstverständlich unterstellte. Der physische Geschlechtsunterschied nämlich ist erfahrbar immer auch bereits als sozialer, das heißt, die bevorrechtete Stellung des Mannes, welche dieser in der Gesellschaft, deren Teil

---

Inzestverbot gelockert oder aufgehoben worden wäre. (Die sexuelle Beziehung zur Mutter, welche der Vier- oder Fünfjährige hat, dürfte ohnehin auf jene vielfältigen Formen der prägenitalen Sexualität beschränkt sein, die Freud erstmals unter den Oberbegriff der Sexualität faßte. - Daß Freud die feminine Ödipuseinstellung, den 'Elektrakomplex', weit weniger ins Zentrum stellte als den Ödipuskomplex, dürfte Folge sein der schwachen familiären Stellung der Frau und Mutter, die beim Mädchen nicht die selben Neid- und Eifersuchtsgefühle hervorzurufen vermag wie der Vater beim Knaben.)
Im Kursbuch 29 erschienen zwei Aufsätze (R. Reiche, Ist der Ödipuskomplex universell? und P. Parin, Der Ausgang des ödipalen Konflikts in drei verschiedenen Kulturen.), die mit der Problematik des Ödipuskomplexes detailliert sich auseinandersetzen und dabei zu Ergebnissen gelangen, welche in die selbe Richtung weisen wie die oben grob skizzierten Annahmen und diese an Genauigkeit und Ergiebigkeit übertreffen.

74) Vgl. S. Freud, Über infantile Sexualtheorien, in: ders., Drei Abhandlungen zur Sexualtheorie u. verwandte Schriften, Frankfurt, 1961, S. 147, sowie ders., Die infantile Sexualität, a. a. O., S. 67, und ders., Über weibliche Sexualität, a. a. O., S. 173.

75) Vgl. S. Freud, Abriß der Psychoanalyse, S. 49/50, sowie ders., Die Frage der Laienanalyse, in: Freud, Darstellungen d. Psychoanalyse, Frankfurt, 1969, S. 169.

die Familie ist, einnimmt, wirkt zurück auf seine anatomische Beschaffenheit; sie verleiht seinem Geschlechtsteil einen Nimbus, der dann selber als natürlicher erscheint; man könnte gewissermaßen von einem Fetischcharakter des Penis' sprechen. Der Penis, für den immer neue Symbole anzugeben Freud nicht müde wurde, ist selber Symbol, - er symbolisiert die gesellschaftliche Vormachtstellung des Mannes. - Es ist darum die Frage, ob das kleine Mädchen ein Junge sein möchte, um einen Penis zu haben, oder aber einen Penis haben möchte, um ein Junge zu sein. Assoziiert es, - wie man wohl wird annehmen dürfen -, mit dem Penis die Rolle des männlichen Nachkommen in der bürgerlichen Familie, der bevorzugt wird, sich mehr erlauben darf, so wünscht es sich dessen anatomische Beschaffenheit, um kraft dieser die sozialen Rechte bzw. Privilegien eines männlichen Familienmitgliedes zu erwerben[76]. Wird der Penis als signifikantes Attribut begehrt, weil er

---

76) Alfred Adler hat in seiner Schrift 'Menschenkenntnis' die bevorrechtete Stellung des Mannes in unserer 'Kultur' hervorgehoben. Im 7. Kapitel heißt es unter der Überschrift 'Der Vorrang des Mannes in der heutigen Kultur' (Adler, Menschenkenntnis, Frankfurt, 1966, S. 115-121): "Alle unsere Einrichtungen, traditionellen Festlegungen, Gesetze, Sitten und Gebräuche geben Zeugnis von der privilegierten Stellung des Mannes, nach der sie gerichtet und von der sie festgehalten sind. Sie dringen bis in die Kinderstube und nehmen ungeheuren Einfluß auf die kindliche Seele. (...) Denn meist ist es der Mann, der Vater, der dem Kind als Symbol der Macht entgegentritt. Er erregt mit seinem rätselhaften Kommen und Gehen viel mehr das Interesse des Kindes als die Mutter. Sehr bald merkt es die überragende Rolle, die der Vater innehat, der den Ton angibt, Anordnungen trifft, alles leitet; es sieht, wie sich alle seinen Befehlen unterwerfen und wie sich die Mutter stets auf ihn beruft." - Adler geht sodann auf den historischen Ursprung der männlichen Vormachtstellung ein, womit der Ideologie von der Naturgegebenheit männlicher Überlegenheit der Boden entzogen wird und wendet darauf wieder der konkreten familiären Situation sich zu: "Es ist eine allbekannte und allzuhäufige Erscheinung, daß Eltern sich lieber wünschen, Knaben zu bekommen". - Anzumerken ist hierzu, daß diese 'Erscheinung' ursprünglich ökonomische Gründe hatte, die dann von ideologischen, scheinhaften, Begründungen verkleidet wurden; diese wiederum vermögen die primären ökonomischen Gründe zu überdauern, sie verkleiden sie nicht mehr nur, sondern ersetzen sie.

mit der sozialen Überlegenheit des Mannes in Zusammenhang gebracht wird, so ist der Penisneid nichts anderes als Ausdruck des nur zu berechtigten Sozialneides. Der Penis fungiert, so verstanden, als 'stofflicher Träger' eines gesellschaftlichen Verhältnisses; erst in dieser Funktion wird er zum Gegenstand von Mangelgefühl und Neid [77]. - Das Mädchen empfindet sich demnach als körperlich unvollständig, weil es sich als sozial minderwertig erfährt; es schämt sich eines physischen Mangels, weil es soziale Geringschätzung und Herabsetzung fühlt. Der Kastrationskomplex wäre, folgt man diesem Erklärungsmodell, als durch soziale Deklassierung und Diskriminierung bedingter aufzufassen. - In einer matriarchalischen Gesellschaft müßte demzufolge der Penisneid bzw. der Kastrationskomplex gänzlich unbekannt sein. Um zu sehen, welche Erklärung des Penisneides die richtige ist, müßte empirisch eruiert werden, ob auch in Gesellschaften, die nicht patriarchalisch organisiert sind, in denen also die Frau entweder real gleichberechtigt ist [78] oder dominiert, Penisneid vorkommt. Ist dies nicht der

---

Wenn bei einer Handwerkerfamilie im 19. Jahrhundert der Wunsch nach einem oder mehreren männlichen Nachkommen aufgrund der beruflichen Situation verständlich und darum in gewissem Sinne auch vernünftig war, so entfällt diese vernünftige Motivation bei einer Angestelltenfamilie, die nicht auf baldige Mithilfe männlicher Nachkommen bei der ökonomischen Sicherung der Familie angewiesen ist. - Adler schreibt dann weiter: "Der Knabe bekommt es auf Schritt und Tritt zu spüren, wie er als männlicher Sproß bevorzugt und in seinem Wert höher angesetzt wird." - Seine Schwester bekommt es nicht minder zu spüren.

77) Es scheint mir in der Tat nichts dafür zu sprechen, daß der Penis losgelöst von seiner Symbolik Neid bei der Frau bzw. beim kleinen Mädchen hervorzurufen vermöchte. - Vgl. Marcel Proust, Auf der Suche nach der verlorenen Zeit, Band IX, Frankfurt, 1969, S. 103.

78) Es sei angemerkt, daß die reale Gleichberechtigung bzw. Gleichstellung der Frau (in Beruf und Familie) mit ihrer Emanzipation nicht identisch ist. Gleichberechtigung, die mit Emanzipation gleichzusetzen verschleiernde Funktion hat, heißt heute nur, daß der Frau in exakt der selben Weise Emanzipation verwehrt wird wie dem Mann; beide wären gleich unemanzipiert. Gleichwohl dürfte Emanzipation, die nicht getrennt nach Geschlechtern sich vollziehen kann, die - berufliche und familiäre - Gleichberechtigung der Frau zur Voraussetzung haben.

Fall, so verbietet sich die Auffassung des Penisneids als eines gesellschaftsneutralen Phänomens; dem hier angedeuteten Erklärungsmodell könnte Gültigkeit zugesprochen werden.

Ebenso wäre die Existenz eines Aggressionstriebes und des Todestriebes überhaupt in Frage zu stellen (bei der Frage der empirischen Überprüfbarkeit eines soziologischen Erklärungsversuchs ergäben sich hier freilich außerordentliche Schwierigkeiten). - Grundsätzlich kann gesagt werden, daß es sich empfiehlt, im Zweifelsfall menschliches (also im wesentlichen soziales) Verhalten nicht in anthropologische Kategorien zu fassen, sondern in soziologische.

Es ist offensichtlich, daß der Begründer der Psychoanalyse in umgekehrter Weise verfuhr. - Indem Freud von den der unmittelbaren Erfahrung zugänglichen Gegebenheiten der patriarchalischen und, zumindest latent, puritanischen Gesellschaft, deren Mitglied er war, ausging und sie faktisch hypostasierte, gelangte er zu Aussagen, die überzeitliche, gesellschaftsneutrale, Gültigkeit beanspruchen, in Wahrheit jedoch sinnvollerweise nur auf Erscheinungen der Gesellschaft bezogen werden können, unter deren Horizont sie gemacht wurden. Freuds Erklärungsmodelle für (sehr vage gesprochen) psychische Vorgänge können demnach in ihrer Mehrzahl nur in einer Gesellschaft hilfreich sein, die von derjenigen, in welcher sie bereitgestellt wurden, nicht wesentlich sich unterscheidet. (Seine eindeutig patriarchalisch ausgerichtete Grundhaltung (ver-) führte Freud zu Hypothesen, die in einer Gesellschaft, welche bereits nicht mehr ganz so stark vom Primat des Mannes bestimmt ist, wie die zu seiner Zeit es war, beinahe schon komisch anmuten; daß beispielsweise die Frau ein Kind im Grunde nur sich wünsche, um Ersatz zu haben für den Penis, welchen sie nicht hat, ist ein Dogma, das kaum glaubhafter erscheint als das von der unbefleckten Empfängnis. - Der Psychoanalytiker, dem die gewohnte Rollenverteilung zwischen Frau und Mann, wie sie noch heute vorherrscht, nicht zum Problem und zum Skandalon wird, ihm infolgedessen als natürlich und somit unaufhebbar erscheint, kann die Frau nur als mißglückten

Mann begreifen.)

Freud nimmt den bürgerlichen Menschen einer bestimmten Epoche für den Menschen schlechthin, die bürgerliche Familie wird ihm zur Familie überhaupt. - Indem die Psychoanalyse auf den Einzelnen fixiert bleibt, individuelles Verhalten primär aus der Triebstruktur des Individuums abzuleiten versucht, diese als konstant voraussetzt bzw. allenfalls noch zur familiären Situation in Beziehung setzt, nicht jedoch im gesamtgesellschaftlichen Kontext sieht, wird ihr das Individuum mit Notwendigkeit zu einem eigentlich unenträtselbaren Letzten, dessen gesellschaftliche Verhaltensweisen auf irrationale Antriebe zurückgeführt werden müssen [79]. - Eine Theorie, welche beim Individuum ansetzt, vermag über dessen soziales Verhalten keine gültigen Aussagen zu machen. Ohne daß die Gesellschaft als 'Letztes' angenommen werden soll, ist doch von deren Vorgängigkeit auszugehen. - Die sozio-ökonomischen Verhältnisse determinieren auch das psychische Verhalten. Daraus folgt: Eine Analyse des Individuums ohne eine solche der Gesellschaft ist nicht möglich.

Zu welcher Analyse der Gesellschaft [80] Freud, ausgehend von der des Individuums, gelangt, welche Aufgaben sie nach seiner Auffassung zu erfüllen hat, wird besonders deutlich in einer 1927 veröffentlichten, den Rahmen der Individualanalyse sprengenden, Schrift, die eine kritische Auseinandersetzung mit der Religion darstellt: 'Die Zukunft einer Illusion'. Dort heißt es im I. Kapitel [81]: "Es ist merkwürdig, daß die Menschen, so wenig sie auch in der Vereinzelung existieren können, doch die Opfer, welche ihnen von der Kultur zugemutet werden, um ein Zusammenleben zu ermöglichen, als schwer drückend empfinden. Die Kultur muß also gegen den Einzel-

---

79) Vgl. z.B. Freud, 'Die Zukunft einer Illusion' u. 'Das Unbehagen in der Kultur'. (Ges.W., Bd. XIV, S. 325 ff. u. S. 421 ff.)
80) Freuds Verwendung des Begriffs 'Kultur' erlaubt seine Ersetzung durch den weniger vieldeutigen Begriff 'Gesellschaft'.
81) S. Freud, 'Massenpsychologie u. Ich-Analyse' u. 'Die Zukunft einer Illusion', Frankfurt, 1967 (1971), S. 86.

nen verteidigt werden und ihre Einrichtungen, Institutionen und Gebote stellen sich in den Dienst dieser Aufgabe; sie bezwecken nicht nur, eine gewisse Güterverteilung herzustellen, sondern auch diese aufrechtzuerhalten[82], ja sie müssen gegen die feindseligen Regungen der Menschen all das beschützen, was der Bezwingung der Natur und der Erzeugung von Gütern dient[83]. (...) So bekommt man den Eindruck, daß die Kultur etwas ist, was einer widerstrebenden Mehrheit von einer Minderzahl auferlegt wurde, die es verstanden hat, sich in den Besitz von Macht- und Zwangsmitteln zu setzen". Freud erwähnt daran anschließend die Annahme, "daß diese Schwierigkeiten nicht am Wesen der Kultur selbst haften, sondern von den Unvollkommenheiten der Kulturformen bedingt werden, die bis jetzt entwickelt worden sind", und fährt dann fort: "Man sollte meinen, es müßte eine Neuregelung der menschlichen Beziehungen möglich sein, welche die Quellen der Unzufriedenheit mit der Kultur versagen macht, indem sie auf den Zwang und die Triebunterdrückung verzichtet, so daß die Menschen sich ungestört durch inneren Zwist der Erwerbung von Gütern und dem Genuß derselben hingeben können. Das wäre das goldene Zeitalter, allein es fragt sich, ob ein solcher Zustand zu verwirklichen ist. Es scheint vielmehr, daß sich jede Kultur auf Zwang und Triebverzicht aufbauen muß; es scheint nicht einmal gesichert, daß beim Aufhören des Zwanges die Mehrzahl der menschlichen Individuen bereit sein wird, die Arbeitsleistung auf sich zu nehmen, deren es zur Gewinnung neuer Lebensgüter bedarf[84]. Man hat, meine ich, mit der Tatsa-

---

82) Hervorhebungen von mir.
83) Im Klartext: Der Staatsapparat (Polizei und Justiz in erster Linie) hat die in Unternehmerhand sich befindenden Produktionsstätten vor dem Zugriff bzw. den 'feindseligen Regungen' des Proletariats zu schützen, das ja ohnehin eine "träge und einsichtslose Masse" ist.
84) Freud, a.a.O., S. 86/87. - Nahezu in den selben Worten, allenfalls noch etwas apodiktischer, könnte dies von einem Vertreter des BDI oder vom Sprecher eines sogenannten 'Arbeitgeberverbandes' geäußert werden.

che zu rechnen, daß bei allen Menschen destruktive, also antisoziale und antikulturelle Tendenzen vorhanden sind und daß diese bei einer großen Anzahl von Personen stark genug sind, um ihr Verhalten in der menschlichen Gesellschaft zu bestimmen (...) Ebensowenig wie den Zwang zur Kulturarbeit, kann man die Beherrschung der Masse durch eine Minderzahl entbehren, denn die Massen sind träge und einsichtslos, sie lieben den Triebverzicht nicht, sind durch Argumente nicht von dessen Unvermeidlichkeit zu überzeugen und ihre Individuen bestärken einander im Gewährenlassen ihrer Zügellosigkeit. Nur durch den Einfluß vorbildlicher Individuen, die sie als ihre Führer anerkennen, sind sie zu den Arbeitsleistungen und Entsagungen zu bewegen, auf welche der Bestand der Kultur angewiesen ist. Es ist alles gut, wenn diese Führer Personen von überlegener Einsicht in die Notwendigkeit des Lebens sind, die sich zur Beherrschung ihrer eigenen Triebwünsche aufgeschwungen haben. Aber es besteht für sie die Gefahr, daß sie, um ihren Einfluß nicht zu verlieren, der Masse mehr nachgeben als diese ihnen, und darum erscheint es notwendig, daß sie durch Verfügung über Machtmittel von der Masse unabhängig seien. Um es kurz zu fassen, es sind zwei weitverbreitete Eigenschaften der Menschen, die es verschulden, daß die kulturellen Einrichtungen nur durch ein gewisses Maß von Zwang gehalten werden können, nämlich, daß sie spontan nicht arbeitslustig sind und daß Argumente nichts gegen ihre Leidenschaften vermögen"[85]. - Freud vertauscht, infolge seines Absehens von den konkreten ökonomischen und sozialen Gegebenheiten, Ursache und Wirkung. Die Notwendigkeit von Führern (man könnte auch sagen: von Eliten im Sinne Paretos), die, weil sie sich in den "Besitz von Macht- und Zwangsmitteln" gesetzt haben, imstande sind, die Massen zu "Arbeitsleistungen und Entsagungen zu bewegen", wird mit einer natürlichen Arbeitsscheu der Massen begründet, statt daß die sicherlich weitverbreitete Arbeitsunlust der, nichtsdestoweniger weit härter als ihre selbsternann-

---

85) Freud, a.a.O., S. 87/88.

ten 'Führer' arbeitenden, Massen auf die rücksichtslos aufrechterhaltene Herrschaft einer Minderzahl zurückgeführt wird, von der die Massen gezwungen werden, für ihren Profit statt für sich selbst zu arbeiten. Als Feinde der Kultur gelten nicht die Besitzenden, die (im kapitalistischen System) kraft ihres Besitzes gesellschaftliche Macht ausüben, sondern diejenigen, welche die bestehenden Besitzverhältnisse umstürzen wollen, um überhaupt erst einmal die Bedingungen zu schaffen, welche eine selbstbestimmte Arbeit zum eigenen Nutzen erlauben. Dabei ist allerdings auch die Zerstörung all jener Institutionen nicht zu umgehen, die im Dienst der Aufrechterhaltung der "gewissen Güterverteilung" stehen. - Freud muß äußerer und innerer Zwang als notwendig für die Sicherung jeder Kultur gelten, weil er seinen allgemeinen Kulturbegriff von vorneherein mit Attributen jener Kultur füllt, die ihm gegenwärtig war. Schon seine Behauptung, daß der ungestörte Erwerb von Gütern und das ungehemmte oder hemmungslose Konsumieren derselben das Wesen des 'goldenen Zeitalters' ausmache, zeigt recht deutlich, wie stark Freuds Auffassungen und Vorstellungen, das Tatsächliche und das Mögliche an gesellschaftlichem Sichverhalten betreffend, bestimmt werden von bürgerlicher Perspektive. Von einer Borniertheit, die Freud nur als Mitglied der Bourgeoisie möglich war, deren Wertsystem und Ideologie er verhaftet blieb, so sehr er sie auch mit seinen 'Abhandlungen zur Sexualtheorie' und verwandten Arbeiten herausforderte und schockierte, zeugt sein Versuch, 'antikulturelle Tendenzen' der Menschen ihrer Natur anzulasten, statt zu sehen, daß solche Tendenzen selber der Kultur entstammen, gegen die sie sich richten, - von ihr produziert wurden, - daß es sich bei ihnen nicht um Angriffe gegen die Kultur schlechthin handelt, sondern um Angriffe gegen eine jeweils ganz bestimmte Sozialordnung, die schließlich, wenn sie Erfolg haben und keine reaktionären Tendenzen des 'Zurück-Zu' vertreten, die vorhandene Kultur bzw. Gesellschaft auf eine neue Stufe heben. Freuds typisch spätbürgerliche anti-revolutionäre Haltung bringt ihn dazu, die Triebkräfte sozialer und historischer Veränderung negativ zu bewerten, in ihnen destruktive Mächte zu sehen, gegen die zum Schutz der 'Kultur' Dämme in Form von durch staatliche Gewalt verordneten Geboten und Verboten errichtet werden müssen. Freud liefert damit, ob gewollt oder nicht, der herrschenden Klasse eine theoretische Begründung, welche es erlaubt, Gewalt, die zur Sicherung der eigenen Herrschaft angewendet wird, als präventive Gegengewalt auszugeben. Herrschaft selber erscheint als notwendiger Schutz, ja sogar als conditio sine qua non, der Kultur. - Freuds 'Kultur' ist, ihrer überzeitlichen Hülle entkleidet, der zum Zweck der Verteidigung des kapitalistischen Privateigentums geschaffene bürgerliche Staat. -

Die mit der vorhandenen 'gewissen Güterverteilung' einverstandene, sich Triebverzicht und vielleicht auch eine rigide Arbeitsmoral auferlegende, 'Unternehmerpersönlichkeit' wird zum Urbild, zum 'Archetyp', des konstruktiven und sozial verantwortlichen Menschen, zum Vorbild für die "kulturfeindliche Mehrheit",[86)] die ja "spontan nicht arbeitslustig" ist. Das, was den Unternehmer[87)] erst zum Prototyp des 'Kulturmenschen' werden läßt, sein privates Eigentum an Produktionsmitteln und die daraus sich ergebende private Aneignung von Mehrwert, wird von Freud in seiner Wichtigkeit abgeschwächt. Hatte er in 'Die Zukunft einer Illusion' nicht sachkundig sich gefühlt, um "das große Kulturexperiment zu beurteilen, das gegenwärtig in dem weiten Land zwischen Europa und Asien angestellt wird"[88)], so glaubte er in der 1930 erschienenen Arbeit 'Das Unbehagen in der Kultur', die Meinung der Kommunisten, die Abschaffung des Privateigentums (an Produktionsmitteln) sei Hebel zur Schaffung einer menschlicheren Gesellschaft, als "haltlose Illusion", die auf einem idealistischen "Verkennen der menschlichen Natur"

---

86) Freud, a. a. O., S. 89.
87) Erich Wulff hat in seinem angeführten Aufsatz schon darauf hingewiesen, daß das bürgerliche Ich-Ideal kongruent mit dem Unternehmertypus ist oder doch zumindest starke Affinität zu diesem aufweist.
88) Freud, a. a. O., S. 89.

beruht, erkennen zu können[89]. Ihm erscheint das Privateigentum (zwischen dem an Produktionsmitteln und dem an Konsumgütern scheint er nicht zu differenzieren) lediglich als ein Werkzeug der menschlichen Aggressionslust, "gewiß ein starkes, und gewiß nicht das stärkste"[90], nicht jedoch als Faktum, das selber 'aggressives Verhalten' bewirkt. Es muß folglich als kaum lohnend gelten, die Aufhebung der bestehenden Besitzverhältnisse zu fordern und herbeizuführen; im wesentlichen bleibt ja doch alles beim alten; der Mensch ist nun einmal 'so', daran wird sich nichts ändern, auch dann nicht, wenn man die gesellschaftlichen Verhältnisse verändert. -

Bei Mitscherlich findet sich eine ganz ähnliche Einschätzung; im Titelessay seines Buches 'Die Idee des Friedens und die menschliche Aggressivität' sagt er an einer Stelle[91], dem Psychoanalytiker müsse es voreingenommen erscheinen, den 'Unfrieden' (ein Begriff, der so verschwommen ist, daß er zu allem und nichts taugt) "immer wieder überwiegend von den erstarrten repressiven Machtansprüchen übermächtiger sozialer Gewalten abzuleiten". Auch Mitscherlich sieht Illusionen am Werk: er kann nicht glauben, "daß schon die wachsenden Produktivkräfte befriedend auf die menschliche Art wirken könnten"[92]. Wie zu ersehen ist, verleitet Mitscherlichs eigene (bürgerliche) Voreingenommenheit ihn dazu, den, wie er mit Freud meint, in Illusionen über die menschliche Natur befangenen, Marxisten, mit denen er offenbar hier sich auseinandersetzen möchte, Positionen zu unterstellen, die sie gar nicht vertreten. "Daß schon die wachsenden Produktivkräfte befriedend auf die unfriedliche menschliche Art wirken könnten", - wer

89) Vgl. Freud, Das Unbehagen in der Kultur (zus. mit Abriß der Psychoanalyse), Frankfurt, 1971, S. 103 u. 127; vgl. dazu auch ders., Neue Folge der Vorlesungen zur Einführung in die Psychoanalyse, Ges. Werke, Bd. XV, S. 110 ff.
90) Freud, Das Unbehagen i.d. Kultur, S. 103.
91) Mitscherlich, Die Idee des Friedens und der menschlichen Aggressivität, S. 125.
92) Beide Zitate a.a.O., S. 125.

behauptet denn das? Ein Marxist gewiß nicht. - Es ist freilich bequemer und vor allem erfolgversprechender, den marxistischen Gegnern (möglichst ohne sie beim Namen zu nennen) vage Überzeugungen anzudichten und diese dann mehr oder weniger gekonnt der Naivität zu überführen, als sich auf eine inhaltliche Diskussion mit ihnen einzulassen, bei der man selber eventuell den kürzeren ziehen könnte. - Die Annahme einer 'unfriedlichen menschlichen Art' ist zu nützlich, als daß man sie ernstlich zur Diskussion stellen wollte; mit ihr kann die 'unfriedliche gesellschaftliche Art' entschuldigt bzw. begründet werden. Die apriorische Setzung einer naturgegebenen und darum hinzunehmenden, allenfalls einzudämmenden und zu kanalisierenden, Gewalttätigkeit des Menschen, selber Folge von Mitscherlichs mangelhafter oder ermangelnder Gesellschaftsanalyse, harmoniert ausgezeichnet mit gut bürgerlicher Resignation und schlecht sozialdemokratischem Reformismus; dies macht sie brauchbar, - nicht nur als Arbeitshypothese.

Erstaunlicherweise findet sich bei Mitscherlich - und zwar im selben Buch - eine Stelle, die den 'sozialen Gewalten', der Entfaltung der Produktivkräfte und dem Verhältnis zwischen diesen und den Produktionsverhältnissen, einen weit eher angemessenen Stellenwert zugesteht, freilich in derart nebulösem Jargon, daß die grundsätzliche Übereinstimmung mit der marxistischen 'Voreingenommenheit' nicht allzusehr ins Auge fällt. Nachdem er darauf hingewiesen hatte, daß die nächsten Verwandten des Menschen besonders friedliche Vegetarier seien und die ur- und vorgeschichtlichen Menschen ähnlich friedlicher Art gewesen zu sein scheinen, schreibt Mitscherlich: "Erst mit der Entwicklung des Besitzes beginnt jene Tragödie, die von der neidvoll rivalisierenden Aggression gespeist ist ..."[93]. Vor den daraus sich ergebenden theoretischen und praktischen Konsequenzen scheut Mitscherlich allerdings zurück.

---

93) Mitscherlich, Aggression - Annäherung an das Thema vom Alltag her, in: die Idee des Friedens ..., S. 22.

Freud zeigt die gleiche ambivalente Haltung. Spricht er zunächst von einer "Unerläßlichkeit des Zwanges zur Kulturarbeit"[94], rechtfertigt er die Herrschaft einer Minderzahl mit der Trägheit und Einsichtslosigkeit der nur emotional reagierenden, nicht rational agierenden, Massen, so gibt er wenig später, im II. Kapitel von 'Die Zukunft einer Illusion', eigentlich zu, daß eine Gesellschaft, die den arbeitenden Massen die Produkte ihrer Arbeit weitgehend vorenthält und sie um das Ihre betrügt, keinen Bestand haben kann, und daß ihr Weiterbestehen auch durch nichts zu rechtfertigen wäre. Es heißt dort: "Bei den Einschränkungen, die sich nur auf bestimmte Klassen der Gesellschaft beziehen, trifft man auf grobe und auch niemals verkannte Verhältnisse. Es steht zu erwarten, daß diese zurückgesetzten Klassen den Bevorzugten ihre Vorrechte beneiden und alles tun werden, um ihr eigenes Mehr von Entbehrung los zu werden. Wo dies nicht möglich ist, wird sich ein dauerndes Maß von Unzufriedenheit innerhalb dieser Kultur behaupten, das zu gefährlichen Auflehnungen führen mag. Wenn aber eine Kultur es nicht darüber hinaus gebracht hat, daß die Befriedigung einer Anzahl von Teilnehmern die Unterdrückung einer anderen, vielleicht der Mehrzahl, zur Voraussetzung hat, und dies ist bei allen gegenwärtigen Kulturen der Fall, so ist es begreiflich, daß diese Unterdrückten eine intensive Feindseligkeit gegen die Kultur entwickeln, die sie durch ihre Arbeit ermöglichen, an deren Gütern sie aber einen zu geringen Anteil haben. Eine Verinnerlichung der Kulturverbote darf man dann bei den Unterdrückten nicht erwarten, dieselben sind vielmehr nicht bereit, diese Verbote anzuerkennen, bestrebt, die Kultur selbst zu zerstören, eventuell selbst ihre Voraussetzungen aufzuheben. Die Kulturfeindschaft dieser Klassen ist so offenkundig, daß man über sie die eher latente Feindseligkeit der besser beteilten Gesellschaftsschichten übersehen hat. Es braucht nicht gesagt zu werden, daß eine Kultur, welche eine so große Zahl von Teilnehmern unbefriedigt läßt und zur Auflehnung treibt, weder Aus-

94) Freud, Die Zukunft einer Illusion, S. 88.

sicht hat, sich dauernd zu erhalten, noch es verdient"[95]. Freud bestreitet nicht die Berechtigung des 'Unbehagens in der Kultur', das zur materiellen Gewalt werden kann, aber er unterstellt den Klassen, welche die Grundlagen der 'Kultur' durch ihre Arbeit schaffen und erhalten, an deren Gütern aber keinen angemessenen Anteil haben, eine untergründige 'Kulturfeindschaft', die bestrebt ist, Kultur überhaupt zu destruieren, ihre Voraussetzungen aufzuheben. Mit anderen Worten: die jeweilige Einrichtung der Gesellschaft mag für die Mehrzahl der Individuen unbefriedigend und schlecht sein, - sie ist aber immer noch besser als ein organisierter Kampf der unterdrückten Klassen gegen diese Form der Gesellschaft oder 'Kultur', einfach deshalb, weil auch die 'schlechte Kultur' schon und noch Kultur ist, der Kampf gegen sie aber zu einem gewissermaßen 'kulturlosen Zustand' führen könnte. - Immerhin leistet Freud hiermit keine schlichte Apologetik des Bestehenden, sondern stellt das, was ist, in Frage, freilich nur, um eine Antwort nahezulegen, für welche die Furcht vor dem, was sein bzw. werden könnte, das Unbehagen an dem, was ist, relativiert. -

Im III. Kapitel des selben Werkes fällt Freud hinter diese Reflexionsstufe wieder zurück; er spricht nun nicht mehr von berechtigter Auflehnung gegen eine Kultur, wobei hinter dem Allgemeinbegriff 'Kultur' genauer zu bezeichnende sozio-ökonomische Verhältnisse sichtbar werden, sondern rekurriert auf einen fiktiven Naturzustand, um mit diesem als Schreckgespenst jede bestehende Kultur, wie immer sie beschaffen sei, als kleineres Übel erscheinen zu lassen und vor ihrer Aufhebung zu warnen. Seine Antwort auf die (In-)Fragestellung, die im II. Kapitel schon angedeutet war, läßt nun, nachdem sie gegenläufige Momente so weit wie möglich ausgeschaltet hat, die Ausgangsfrage selber wieder vergleichsweise primitive Struktur annehmen. Nun plötzlich spricht Freud von einer

---

95) Freud, a.a.O., S. 92. - Hervorhebungen von mir.

Kulturfeindseligkeit, "erzeugt durch den Druck, den die Kultur ausübt, die Triebverzichte, die sie verlangt" [96]. Es ist jetzt aber nicht mehr die Rede von der Trägheit und Einsichtslosigkeit der Massen, deren generelle Einschätzung Freud allzu bereitwillig von Gustave Le Bon übernahm [97], sondern von Wünschen des 'Wilden' der aus dem Kultur- oder Zivilisationsmenschen wieder würde, blieben die kulturellen Verbote nicht bestehen. Daß Freud wieder als bürgerlicher Denker, das heißt, als denkender Bürger, argumentiert, wird schon an der aufschlußreichen Auswahl von 'antikulturellen Wünschen' deutlich, die er gibt. Wären die Verbote der Kultur aufgehoben, also 'natürliche Verhältnisse' wiederhergestellt, so dürfte man "jetzt zum Sexualobjekt jedes Weib wählen, das einem gefällt, darf seinen Rivalen beim Weib, oder wer einem sonst im Weg steht, ohne Bedenken erschlagen, kann dem anderen auch irgendeines seiner Güter wegnehmen, ohne ihn um Erlaubnis zu fragen" [98]. -

---

96) Freud, a.a.O., S. 95. - Gemeint ist hier nicht ein Druck, der auf dem 'sozialen Menschen' infolge der spezifischen Beschaffenheit seiner Sozietät lastet, sondern Druck auf den (fiktiven) natürlichen Menschen im sozialen; der 'vergesellschaftete Mensch', Aristoteles' 'zoon politikon', entwickelt Kulturfeindseligkeit, weil dem 'natürlichen' in ihm Triebverzichte abverlangt werden.
Das Verhältnis von ursprünglicher Natur und geschaffener Kultur des Menschen in der Theorie Freuds ist überaus problematisch; wo Freud den Versuch unternimmt, das Entstehen von Kultur zu erklären, bewegt seine Argumentation sich in einem unauflöslichen Zirkel: einerseits führt er kulturelle Bestrebungen auf Triebunterdrückung zurück, begreift sie als Sublimierungen, andererseits versteht er Sublimierung und Verdrängung als Triebverzichte, welche die Kultur auferlegt; das heißt, die Kultur verdankt ihre Entstehung Phänomenen, die ihrerseits Folge von Kultur sind.

97) Im II. Kapitel von 'Massenpsychologie und Ich-Analyse' erklärt Freud sich mit Le Bons Einschätzung der Massen, ihrer 'Seele', weitgehend einverstanden. - Vgl. Gustave Le Bon, Psychologie der Massen, Stuttgart, 1964.

98) S. Freud, Die Zukunft einer Illusion, S. 95. - Hervorhebung von mir. - Daß Freud nicht auch einmal von einer Frau spricht, die zum Sexualobjekt jeden Mann sich wählen kann, der ihr gefällt, ist nicht rein zufällig.

Genau dies ist auch die Überzeugung des verschreckten und neiderfüllten Kleinbürgers: jemandem, der häufig seinen Geschlechtspartner wechselt und bürgerliche Besitzverhältnisse nicht als das höchste Gut ansieht, ist wohl zuzutrauen, daß er auch keine Bedenken hat, gegebenenfalls jemanden, der ihm 'im Weg steht', kurzerhand zu erschlagen. - Freiere Verhaltensweisen, die ein Mehr an Befriedigung ermöglichen[99], werden mit unfreien, repressiven, gewalttätigen, vermengt, mit diesen zusammengekoppelt, und solchermaßen selber als der Freiheit und optimaler Befriedigung und Selbstverwirklichung entgegenstehende deklariert. Gesellschaftlicher Fortschritt hin zu einem Zustand, der weniger Triebverzichte auferlegte und mehr Befriedigungsmöglichkeiten eröffnete (ohne manipulativ Bedürfnisse künstlich zu erzeugen, deren Befriedigung die 'natürlichen Bedürfnisse' des Kapitals optimal befriedigt), erscheint unmöglich ohne gleichzeitig erfolgende Regression auf anarchische[100] (für Freud dasselbe wie: archaische) Verhaltensweisen und Repression, angewendet von einem jeden gegen einen jeden[101]. Freud meint mit Hobbes: homo homini lupus[102].

Nicht länger zu umgehen ist nunmehr eine kurze Erörterung dessen,

---

99) Es scheint freilich, daß sie Freud gar nicht als solche sichtbar werden.
100) Hier im Sinne des vulgären Sprachgebrauchs verwendet.
101) Marcuse erwähnt als eine der 'metaphysischen Folgerungen' aus Freuds Theorie (in 'Triebstruktur und Gesellschaft', S. 107-110) den Gedanken, "daß der Fortschritt einem regressiven Zug in der Triebstruktur verhaftet bleibt (letzten Endes dem Todestrieb)". Jegliches "Streben nach Befreiung wird durch das Streben nach dem Nirwana verdunkelt". Die Kultur- und mit ihr gesellschaftlicher Fortschritt - steht "auf dem Umweg über die sozial nutzbar gemachten Triebe unter der Herrschaft des Nirwanaprinzips". - Es wäre m.E. verfehlt, diese quasi metaphysische Auffassung eines aufgrund der Existenz des Todestriebes die Regression (zu fragen wäre: letztlich auf den 'Naturzustand' ?) in sich tragenden Fortschritts als der aufgezeigten Verknüpfung von progressiven sozialen Tendenzen mit regressiven zugrundeliegend anzusehen; eher verhält es sich umgekehrt.
102) Freud, Das Unbehagen in der Kultur, S. 102. Vgl. Thomas Hobbes, Leviathan, Reinbek, 1965.

was als Freuds Anthopologie bezeichnet werden kann. - Wenn Lepenies und Nolte mit Recht meinen, daß "der Entwurf einer jeden Anthropologie" politische Konsequenzen habe [103], so ist dem hinzuzufügen, daß jeder Entwurf einer Anthropologie (wie einer sozialwissenschaftlichen Theorie überhaupt) selber bereits Konsequenz einer bestimmten politischen, historischen und sozialen, Situation ist. "Politische Theorie und Praxis" rechtfertigen sich nicht nur durch bestimmte "anthropologische Grundannahmen" (die sie etwa aus einem Reservoir bereits vorhandener speziell für ihre Zwecke auswählen), sie bringen diese überhaupt erst hervor. "Was einer vom Menschen glaubt", ist bestimmt durch die "Bedingungen und Ziele" der Gesellschaft, in der er lebt, der Klasse, welcher er angehört. - Auch im Werk Freuds (ebenso wie in dem von Marx) drückt in dieser Hinsicht kein "andersartiges Verhältnis von Anthropologie und Politik" sich aus.

Es ist vielleicht nicht gar zu gewagt, aus Freuds Annahme von der Natur des Menschen als einer, die der Kultur entgegensteht und darum von dieser eingedämmt, wenn nicht zerstört, werden muß, Rückschlüsse zu ziehen auf die Situation, die Selbsterfahrung und Selbsteinschätzung, seiner Klasse, die sich über ihre 'Natur' zu Beginn dieses Jahrhunderts in der Tat kaum mehr Illusionen hingeben konnte. - Hatte noch Rousseau, vor Erringung der politischen Macht durch die ökonomisch bereits herrschende Bourgeoisie, den 'natürlichen Menschen' als den besseren, den eigentlichen, gesehen, so kann Freud, indem ihm durch die ihn umgebende und in ihm selber wirksame Realität der Blick auf einen 'besseren Menschen', etwa den eines, auch utopisch zu verstehenden, ursprünglichen Naturzustandes, verstellt ist und er deshalb den durch die kapitalistischen Verhältnisse ge- und verformten Menschen als einen nimmt, der im wesentlichen von Natur so (egoistisch, aggressiv, rücksichtslos) ist, vor dem 'natürlichen Menschen' nur noch

103) Lepenies/Nolte, a.a.O., S. 9.

Furcht empfinden. Für Freud ist mit dem 'kapitalistischen Menschen' das letzte Wort der Menschheitsgeschichte gesprochen, ein Wort, das schon im Anfang, als Telos, war. Ein Fortschritt über diese Stufe hinaus erscheint undenkbar, stellte für Freud womöglich als Rückschritt sich dar. Der bürgerliche Mensch ist das Endprodukt der Geschichte. War Diderot der 'Nichtzivilisierte', das heißt, der einer anderen als der europäisch-neuzeitlichen Zivilisation Angehörende, als 'edler Wilder' erschienen, der freier, ungezwungener im genauen Sinn des Wortes, und darum glücklicher lebte als der 'Zivilisierte', so ist für Freud der Nicht-Bürger nun ein gewalttätiger Barbar [104], zu dem der Bürger unter Umständen wieder sich zurückentwickeln könnte. Vor diesem 'barbarischen', anti-bürgerlichen, Potential gilt es sich zu schützen.

Die derart veränderte Vorstellung vom Naturmenschen hängt zusammen mit der veränderten Stellung des Bürgertums, wie sie zu Freuds Zeit, gegenüber derjenigen Rousseaus, gegeben war. Seine soziale und politische Machtstellung scheint gefestigt und unangreif-

---

104) Die Nichtzivilisierten siedelt Freud, auch hierin im Gegensatz zu Diderot, freilich nicht in der Südsee an, sondern wohl vor allem in europäischen Großstädten. Hinter der verschwommenen Formulierung von der 'kulturfeindlichen Masse' wird etwas Konkreteres sichtbar: das Industrieproletariat (die nicht spontan arbeitslustige Masse), - tatsächlich eine Bedrohung, eine Gefahr, allerdings nicht für die Kultur bzw. Gesellschaft, sondern allein für die bürgerliche Klasse, deren Anspruch, Stütze der Gesellschaft zu sein, längst schon vom Bersten derselben übertönt wird. - Es ist ersichtlich, daß Freuds Vorstellung vom natürlichen Menschen nicht allein von der Selbsterfahrung seiner Klasse geprägt und bestimmt ist, sondern zugleich von dem Bild, das seine Klasse von der Arbeiterklasse sich macht. - So könnte die Freudsche und mit ihr die spätbürgerliche (seit dem 19. Jahrhundert) Vorstellung vom natürlichen Menschen komplizierter beschrieben werden als eine, in der die Selbsterfahrung der herrschenden Klasse (als einer, die repressiv Gewalt anwendet) verdrängt und auf die beherrschte Klasse übertragen wird, in dieser Gestalt dann Ausgangsmaterial ist für den Versuch, das Wesen des Menschen, seine Natur, unabhängig von der unmittelbaren Erfahrung zu fassen. - Ganz folgerichtig muß dann der Unterdrückte näher zum natürlichen (sprich: gewalttätigen) Menschen stehen als der Unterdrücker.

bar und ist dennoch unterminiert; sein Selbstbewußtsein ist noch durchdrungen vom Gefühl der Superiorität, aber es befindet sich nicht mehr im Zustand optimistischer, zukunftsgläubiger, Naivität. Mit fortschreitender Kapitalisierung, der Grundlage ihrer Macht, brachte die Bourgeoisie zugleich in wachsendem Maße die Kräfte hervor, welche diese ihre Macht bedrohen, das Proletariat. Das Bürgertum kann seine Gewalttätigkeit nicht länger damit rechtfertigen, daß es kraft dieser nicht nur die Herrschaft der eigenen Klasse erringe und sichere, sondern gleichzeitig die ganze Menschheit befreie und die Herrschaft der Vernunft etabliere. Eine solche Legitimationsbegründung nähme niemand ihr mehr ab. Eine neue wird notwendig. Die Bourgeoisie braucht nunmehr die Annahme einer gewalttätigen Natur des Menschen, um die eigene Gewalttätigkeit, die ja eben nicht länger als notwendiges Mittel im Kampf gegen feudalistische Unterdrückung und Willkür und für Menschenrechte gelten kann, als naturgegeben und von ihrem Klasseninteresse unabhängig ausgeben zu können. Gewalt gilt nicht mehr als Faktor im Kontinuum historischer und sozialer Umwälzungen, sondern als geheimnisvolle Urkraft menschlichen Handelns, unabhängig von Geschichte und Klassenbewußtsein. - Je gewalttätiger die Bourgeoisie ihre Herrschaft gegen die Angriffe des Proletariats verteidigt, desto dringender bedarf sie der Annahme einer gewalttätigen Natur des Menschen, gegen die allein die bestehende Gesellschaftsordnung notdürftigen Schutz zu geben vermag. Die gewalttätige Natur scheint bei den Angreifern, den Gegnern der 'Kultur', stärker sich durchzusetzen als bei deren Verteidigern; die bürgerliche Klasse hat, so soll man glauben, auch die Aggressionslust bereits weitgehend 'sublimiert'. Das Bürgertum ist die Stütze der 'Kultur'. - Und tatsächlich sind ja auch für Freud die kulturfeindlichen Individuen nicht diejenigen, zumindest nicht in erster Linie diejenigen, welche Herrschaft ausüben, Herrschaft, die er für unerläßlich hält, sondern vielmehr jene, welche unter dieser Herrschaft leiden und sie bekämpfen. - Die 'virtuellen Feinde der Kultur' sind die potentiellen Schöpfer einer besseren [105].

---

105) Noch vor jeder Kritik seiner Einschätzung der menschlichen Natur erscheint mir schon Freuds Bereitschaft, auf das Spekulieren darüber, wie der Mensch von Natur sei, sich einzulassen, fragwürdig, der Kritik bedürftig. Darüber zu spekulieren, wie 'der Mensch' im Naturzustand beschaffen sei, sich verhalte, ist müßig, denn im Naturzustand kommt der Mensch nicht vor; der Naturzustand ist eine bloße Fiktion, ein reines Phantasiegebilde, das kaum etwas anderes sein kann als ein retuschiertes Negativ des 'Kulturzustandes'. Von Natur aus ist der Mensch weder gut noch böse, weder friedfertig noch gewalttätig; von Natur aus ist er noch gar nicht Mensch; zum Menschen wird das Wesen, dem man dann diesen Namen gibt, erst durch die Einwirkungen dessen, was bei Freud 'Kultur' heißt; Menschsein ist geradezu durch das In-der-Kultur-sein definiert; es gibt keinen 'natürlichen Menschen'. (Man könnte vielleicht auch mit einigem Recht analog Marx' Diktum, daß wir uns noch in der Vorgeschichte der Menschheit befinden, daß die eigentliche Geschichte also noch gar nicht begonnen hat, meinen, daß wir uns noch im Vorstadium des Menschseins befinden, daß es infolge der mangelhaften, auf Gewalt und Unterdrückung beruhenden, Einrichtung der bisherigen 'Kulturen' noch gar keine Menschen gibt, sondern erst Vorstufen zu dem, was diesen Namen zu tragen verdiente.)
Wenn Freud (in 'Die Zukunft einer Illusion', S. 95) es kurzsichtig nennt, eine Aufhebung der Kultur anzustreben und hinzufügt: "Was dann übrigbleibt, ist der Naturzustand und der ist weit schwerer zu ertragen.", so erweist er selber sich als nicht sonderlich scharfsichtig, denn ihm bleibt offensichtlich verborgen, daß der so beschworene Naturzustand nichts ist als eine Schimäre, mit der alternative Kulturformen dem Blick entzogen werden.
Freuds pessimistische Auffassung von der menschlichen Natur ist idealistisch.
Eine materialistische Bestimmung der 'Natur des Menschen' hat Marx im ersten Band von 'Das Kapital' angedeutet; er spekuliert nicht darüber, wie der Mensch wäre, wenn man alles 'Kulturelle' von ihm abzöge, sondern sieht die menschliche Natur als eine immer schon gesellschaftliche.
Er schreibt (MEW Bd. 23, Dritter Abschnitt, 5. Kapitel, S. 192): "Die Arbeit ist zunächst ein Prozeß zwischen Mensch und Natur, ein Prozeß, worin der Mensch seinen Stoffwechsel mit der Natur durch seine eigne Tat vermittelt, regelt und kontrolliert. Er tritt dem Naturstoff selbst als eine Naturmacht gegenüber. Die seiner Leiblichkeit angehörigen Naturkräfte, Arme und Beine, Kopf und Hand, setzt er in Bewegung, um sich den Naturstoff in einer für sein eignes Leben brauchbaren

Bleibt Freuds Vorstellung von der Natur des Menschen als einer gewalttätigen, anti-kulturellen, stets in etwa die selbe, so ist dagegen sein Bild von dem Menschen, wie er ihn wirklich vor Augen hat, erheblichen Wandlungen unterworfen. Es wird unter dem (Ein-)Druck geschichtlicher Ereignisse modifiziert, - wie Freuds unterschiedliche Triebkonzepte recht deutlich zeigen. So hat Freud beispielsweise den Todestrieb, als Komplement zum Eros, zu einer Zeit [106)]

Form anzueignen. Indem er durch diese Bewegung auf die Natur außer ihm wirkt und sie verändert, verändert er zugleich seine eigne Natur." (Hervorh. v. mir.) - Hier wird, weil der Prozeß zwischen Mensch und Natur, die Arbeit, im Modus der je vorhandenen Produktionsweise erfolgt, die spezifische Form des Stoffwechsels mit der Natur somit vom Wechsel der gesellschaftlichen Produktionsweisen bestimmt wird, die menschliche Natur als eine von der jeweiligen Kultur, der erreichten Gesellschaftsstufe, abhängige gesehen. Indem der Mensch die außer ihm seiende Natur in bestimmter Weise bearbeitet und sich nutzbar macht, bringt er jene Beschaffenheit seiner selbst, die er als seine Natur versteht, letztlich erst hervor. - So, scheint mir, könnte man, den Marxschen Gedankengang weiterführend, zu einem Verständnis der 'menschlichen Natur' kommen, das diese nicht länger als unwandelbare Gegebenheit auffaßt, der man nicht entrinnen kann, sondern in ihr nichts anderes sieht als eine im Geschichtsprozeß veränderbare, weil nur in ihm und durch ihn sich realisierende, Grundbeschaffenheit des konkreten Menschen.
Feuerbach wies in die selbe Richtung, als er (in: Grundsätze der Philosophie. Fragmente, 1843/44, abgedruckt in ders., Philosoph. Kritiken und Grundsätze, Leipzig, S. 320) schrieb: "'Der Mensch kann nicht aus der Natur abgeleitet werden', nein! aber der Mensch, der unmittelbar aus der Natur entsprang, war auch nur ein reines Naturwesen, kein Mensch. Der Mensch ist ein Produkt des Menschen, der Kultur, der Geschichte". (Herv. v. mir). Daß der Mensch dabei jedoch immer auch bereits und noch ein Stück Natur ist, das als vorgegebenes von Geschichte nicht erst hervorgebracht wird und auch nicht beliebig ge- und verformt werden kann, versteht sich.

106) Nämlich 1919, in 'Jenseits des Lustprinzips'. (Ges. W., Bd. XIII, S. 3 ff.)
Auch Marx hat aufgrund bzw. infolge aktueller politischer Ereignisse und daraus resultierender Erfahrungen Modifizierungen der Theorie vorgenommen; so erfuhr z.B. seine Vorstellung vom Übergang zum Sozialismus (Übernahme des Staatsapparats oder dessen Zerschlagung) nach der Pariser Commune entschei-

eingeführt, als die Realität des 1. Weltkrieges ihm die Annahme einer 'Todesverfallenheit' des Menschen nahelegte. Freud, der den Kriegsausbruch durchaus begrüßt und den 'Sieg der deutschen Waffen' herbeigewünscht hatte, konzipierte nun einen nach Selbstauflösung strebenden Trieb, eine geheimnisvoll wirkende dem Leben sich widersetzende Kraft in der Natur den Menschen. Wieder also muß die menschliche Natur als Erklärung für sonst scheinbar unerklärliches Verhalten von Menschen herhalten, wohl deshalb, weil für Freud die 'kulturellen' Ursachen des Krieges im dunkeln blieben [107]. Indem Freud auf eine Analyse und Theorie der Gesellschaft verzichtete und das 'Triebschicksal' des Einzelnen für dessen Verhalten verantwortlich machte, blieb ihm als Erklärung für das industriemäßig betriebene Morden nur eine dunkle Stelle in der menschlichen Natur. Zum Schutz vor dieser empfahl er die Beibehaltung und Konsolidierung genau der Zustände, welche ohne irgend eine Form des Krieges nicht beizubehalten sind.

---

dende Veränderungen. - Diese Form der Theoriebildung, die gesellschaftliche Veränderungen in sich aufnimmt, auf sie reagiert, statt zu versuchen, ein von gesellschaftlichen Verhältnissen und deren Veränderung unabhängiges Theoriegebäude von überzeitlicher Gültigkeit zu errichten, ist demnach Marx und Freud gemeinsam. Zugleich jedoch wird ein wesentlicher Unterschied zwischen Marxscher und Freudscher Theoriebildung gerade an diesem Beispiel deutlich: Marx' Theorie ist bewußt in den Kontext des politischen Kampfes gestellt, bindet sich an bestimmte gesellschaftliche Kräfte, nämlich die Arbeiterklasse, und realisiert die Modifizierung theoretischer Aussagen und Annahmen darum als selber politischen Akt, während Freuds Theorie gleichsam freischwebend über den 'Niederungen des politischen Kampfes' - und dadurch gerade an die Ideologie der bürgerlichen Klasse gefesselt - entwickelt wird und modifiziert werden kann einzig auf der Basis wechselnder Einsichten und Ansichten eines von den gesellschaftlichen Kräften und Prozessen sehr weitgehend isolierten Individuums.

107) Vgl. Freud, Zeitgemäßes über Krieg und Tod, Ges. W., Bd. X, S. 324 ff.

Aus dem selben Grund, nämlich weil er auf die Biographie des Einzelmenschen sich beschränkte, statt vor allem die seiner Klasse und seiner Gesellschaft zu berücksichtigen [108] (und von daher indi-

---

108) Freud befindet sich mit seiner Praxis, das Individuum weitgehend aus der Geschichte herauszulösen und solchermaßen isoliert zu betrachten, in Übereinstimmung mit Überlegungen, wie sie z.B. im amerikanischen Transzendentalismus angestellt wurden. So schrieb Ralph Waldo Emerson 1839: "There is no history. There is only biography. (...) The new individual must work out the whole problems of science, letters and theology for himself; can owe his fathers nothing. There is no history; only biography." (Selections from R.W. Emerson, Boston, 1957, S. 135).
Auch Freud interessiert sich fast ausschließlich für die 'Geschichte' des Individuums, seine Lebensgeschichte, ohne zu sehen, daß diese ohne den Ansatz von der allgemeinen Geschichte her nicht wirklich erschlossen werden kann; seine Perspektive bleibt verkürzt, eingeengt aufs 'private Leben'. - Läßt Freud einmal allen Ernstes auf die Geschichte sich ein, so tut er dies, indem er es in Wahrheit nicht tut: er flüchtet sich in die Vorgeschichte, deren Verlauf er mit rein spekulativen Mitteln zu ergründen und nachzuzeichnen versucht. So konzipiert er in 'Totem und Tabu' (1913) (Totem u. Tabu, Frankfurt, 1971, Die infantile Wiederkehr des Totemismus, S. 141; vgl. auch Massenpsychologie u. Ich-Analyse, X. Kapitel) die Theorie oder - wie man wohl sagen muß - den Mythos von der Urhorde, der Vaterhorde, die infolge der Tötung des Vaters durch die männlichen Nachkommen zur Brüdergemeinde wird; Freud knüpft dabei, wie er selbst sagt, an eine Hypothese von Darwin "über den sozialen Urzustand des Menschen an." (Totem u. Tabu, S. 141). Auf dieser 'Theorie', so wenig gesichert sie auch ist, baut Freud dann Theorieteile auf, die in engem Zusammenhang mit der analytischen Therapie stehen und bis in deren Innerstes hinein ihre (wahrscheinlich nicht sehr positive) Wirkung tun. - Die psychische Struktur der 'Urmenschen' wird als bestimmend auch für das Verhalten der eigenen Patienten angesehen, weil gewisse Verhaltensdispositionen der heutigen Neurotiker in die 'Normalen' der Urzeit hineininterpretiert wurden. - Auch hier zeigt sich wieder, daß Freuds Verständnis von der menschlichen Natur, dem natürlichen Menschen, von der Erfahrung bürgerlicher Charakterstrukturen bestimmt wird. Freud sieht nicht, daß das Individuum, das er analysiert, "selbst ein gesellschaftliches Produkt" ist und "einer bestimmten Gesellschaftsform" angehört. (Vgl. K. Marx, Thesen ad Feuerbach, in: MEW, Bd. 3, S. 533-535, Ost-Berlin, 1970 oder Marx, Texte zu Methode u. Praxis, Bd. II, Reinbek, 1968, S. 190-192; abgedr. auch im Anhang zu Engels' Schrift

viduelles Sichverhalten verständlich zu machen), mußte es ihm auch verwehrt bleiben, bis zur "Pathologie der kulturellen Gemeinschaften"[109], der Pathologie des 'Normalen', ohne deren Kenntnis weder über Verdun noch über Auschwitz etwas Wesentliches herausgefunden werden kann, vorzudringen.
Dabei sah er die Möglichkeit einer solchen gegen die als selbstverständlich und gesund geltende Normalität kritisch sich behauptenden Untersuchung durchaus, wenn er es auch von sich schob, dieses 'Wagnis' selbst zu unternehmen. In 'Das Unbehagen in der Kultur' schreibt er zum Abschluß: "Einer Frage kann ich allerdings schwer ausweichen. Wenn die Kulturentwicklung so weitgehende Ähnlichkeit mit der des einzelnen hat und mit denselben Mitteln arbeitet, soll man nicht zur Diagnose berechtigt sein, daß manche Kulturen - oder Kulturepochen -, möglicherweise die ganze Menschheit - unter dem Einfluß der Kulturstrebungen 'neurotisch' geworden sind? An die analytische Zergliederung dieser Neurosen könnten therapeutische Vorschläge anschließen, die auf großes praktisches Interesse Anspruch hätten. Ich könnte nicht sagen, daß ein solcher Versuch zur Übertragung der Psychoanalyse auf die Kulturgemeinschaft unsinnig

---

'L. Feuerbach u.d. Ausgang d. Klass. deutschen Philosophie'). Darum bleibt auch er im Kern der Idee bzw. Ideologie vom (bürgerlichen) autonomen Subjekt verhaftet. Er destruiert zwar die gängige Überzeugung, alle wesentlichen Handlungen des Menschen beruhten auf freier Entscheidung, rationaler Überlegung, indem er diesen selber zugrundeliegende irrationale, triebhafte, Motivationen nachweist, versäumt es jedoch, diese nun wiederum als auch gesellschaftlich bedingte einsichtig und durchschaubar zu machen. Er ergänzt und relativiert zwar seinen eigenen Satz "Es gibt keine Instanz über der Vernunft." (der sich im V. Kapitel von 'Die Zukunft einer Illusion' findet) durch die Erkenntnis, daß es dafür sehr wohl eine Instanz hinter ihr gibt, die Triebstruktur nämlich, aber er verweigert sich der Notwendigkeit, diese in konkrete Beziehung zur Gesellschaftsstruktur zu setzen. Auch für Freud ist das Individuum letztlich ein monadisches Wesen (vgl. G.W. Leibniz, Monadologie, Hamburg, 1956, S. 26 ff.), nur ist dessen Zentrum bei ihm nicht mehr der Verstand, sondern das Ensemble der Triebe.

109) Freud, Das Unbehagen in der Kultur, S. 127.

oder sehr zur Unfruchtbarkeit verurteilt wäre. Aber man müßte sehr vorsichtig sein, nicht vergessen, daß es sich doch nur um Analogien handelt, und daß es nicht nur bei Menschen, sondern auch bei Begriffen gefährlich ist, sie aus der Sphäre zu reißen, in der sie entstanden und entwickelt worden sind. Auch stößt die Diagnose der Gemeinschaftsneurosen auf eine besondere Schwierigkeit. Bei der Einzelneurose dient uns als nächster Anhalt der Kontrast, in dem sich der Kranke von seiner als 'normal' angenommenen Umgebung abhebt. Ein solcher Hintergrund entfällt bei einer gleichartig affizierten Masse, er müßte anderswoher geholt werden. Und was die therapeutische Verwendung der Einsicht betrifft, was hülfe die zutreffendste Analyse der sozialen Neurose, da niemand die Autorität besitzt, der Masse die Therapie aufzudrängen [110]? Trotz aller dieser Erschwerungen darf man erwarten, daß jemand eines Tages das Wagnis einer solchen Pathologie der kulturellen Gemeinschaften unternehmen wird" [111]. Freud versieht diese Aufgabenstellung mit verschiedenen Vorbehalten und Einschränkungen, die ernst genommen werden müssen; es mag allerdings fraglich erscheinen, ob Freud selbst, beim Versuch, andere Aufgaben zu lösen, alle diese Vorbehalte genügend beachtet hat. In seinen Arbeiten mit letztlich soziologischem Thema und Anspruch (wie z.B. 'Das Unbehagen in der Kultur') hat er recht unbedenklich zur Erklärung von 'Massenphänomenen' Begriffe herangezogen, die in der Sphäre des analytischen Dialogs zwischen Arzt und Patient entwickelt worden waren. - Daß nicht einfach in der Analysesituation gewonnene Einsichten im Analogieverfahren auf die 'Pathologie der Normalität' übertragbar sind, dürfte kaum bestritten werden. -

Adorno hat 1944 an eine solche Form der Pathologie erinnert, als er schrieb: "Wäre etwas wie eine Psychoanalyse der heute proto-

---

110) Dieser pragmatischen Erwägung ist allerdings die Frage entgegenzuhalten, wer denn eigentlich die Autorität habe, der Masse die Krankheit aufzudrängen und sie am Erproben der Therapie zu hindern.
111) Freud, a.a.O., S. 127/28 (VIII. Kapitel).

typischen Kultur möglich; spottete nicht die absolute Vorherrschaft der Ökonomie jeden Versuchs, die Zustände aus dem Seelenleben ihrer Opfer zu erklären, und hätten nicht die Psychoanalytiker selber jenen Zuständen längst den Treueid geleistet - so müßte eine solche Untersuchung dartun, daß die zeitgemäße Krankheit gerade im Normalen besteht"[112]. - Die in abgefeimter Naivität vorgenommene Gleichsetzung von Normalität und Gesundheit ist nicht aufrechtzuerhalten[113]; sie ist selber Symptom der Krankheit, von der Adorno spricht, der "Krankheit der Gesunden"[114].

Einer 'Psychoanalyse des Normalen'[115], die nicht vom Heiligenschein der 'gesunden Durchschnittlichkeit' sich blenden ließe, müßte es darum gehen, das Seelenleben des Einzelnen als wesentlich von den ökonomischen Verhältnissen abhängiges und bestimmtes einsich-

---

112) Adorno, 'Die Gesundheit zum Tode', in: ders., Minima moralia, Frankfurt, 1969, S. 68/69. Vgl. auch a.a.O., S. 71-84 und Adorno, Zum Verhältnis von Soziologie und Psychologie (1955); Postscriptum (1966), in: ders., Aufsätze zur Gesellschaftstheorie und Methodologie, Frankfurt, 1970, S. 7-63; sowie ders., Die Freudsche Theorie und die Struktur der faschistischen Propaganda; Bemerkungen über Politik und Neurose; beide in: Adorno, Kritik. Kleine Schriften zur Gesellschaft, Frankfurt, 1971, S. 34-67 u. S. 87-94. Dazu auch: H. Marcuse, Das Veralten der Psychoanalyse, in: ders., Kultur u. Gesellschaft, Bd. II, Frankfurt, 1965, S. 85-107.

113) Wie fadenscheinig die Gleichsetzung von 'normal' als einem von quantitativen Relationen festzulegenden Wert und 'gesund' als einer qualitativen Bestimmung ist, läßt sich schon anhand eines simplen Beispiels demonstrieren: Wenn einmal, aufgrund von Vererbung, ungefähr 90 % der Erdbevölkerung kurzsichtig sein und an Diabetes leiden sollten, wird dann, auch dann, das Normale zugleich das Gesunde sein?

114) Adorno, Minima moralia, S. 70.

115) Fromm kritisiert (in 'The Sane Society', S. 23) die Gleichsetzung von 'normal' und 'gesund' sehr schlagend mit den Worten: "The fact that millions of people shar the same vices does not make these vices virtues, the fact that they share so many errors does not make the errors to be truths, and the fact that millions of people share the same forms of mental pathology does not make these people sane." Die Notwendigkeit einer 'Psychoanalyse des und der Normalen' wird noch aus der Analyse der 'Normalität' ersichtlich werden, die Erich Wulff in seinem Aufsatz 'Psychopathie? - Soziopathie?' geliefert hat.

tig zu machen. Sie könnte darum nicht länger von der Einbeziehung einer polit-ökonomischen Analyse der Gesellschaft absehen, sondern hätte diese zum Ausgangspunkt jeder weiteren Untersuchung zu machen. Im Verlauf einer solchen weiterführenden Analyse des Einzelnen, die auf präziser Gesellschaftsanalyse basiert und 'Normalverhalten' nicht a priori mit gesundem bzw. nicht-gestörtem Verhalten gleichsetzt, stellte sich erneut die Frage, welche bereits zu Beginn dieses Aufsatzes [116)] sich ergeben hatte: woran kann die Definition von Gesundheit auf der einen und Krankheit auf der anderen Seite sich orientieren, wenn nicht an ablesbaren gesellschaftlichen Durchschnittswerten? Nach meiner Ansicht auf jeden Fall nicht an einem 'alternativen Menschenbild', einem Gedankenkonstrukt vom eigentlichen und wahren Menschen oder ähnlichen Spekulationen; das heißt nicht, daß man keine Vorstellungen davon haben dürfe, wie 'der Mensch' sein könnte und sein sollte, daß nicht gewisse Charakterstrukturen als erstrebenswert , andere als zu vermeidende, gelten könnten; ein perfekt ausgepinseltes, in sich stimmiges und formvollendetes, Menschenbild jedoch kann nicht von Nutzen sein, denn gar zu leicht wird aus einem solchen verbindlich gemachten Normensystem, das angibt, wie der Mensch zu sein habe, ein leeres Gedankengebäude, in dem niemand mehr wohnt außer dem Architekten. Fromms Forderung eines normativen Humanismus' scheint mir darum nicht die richtige Antwort zu sein auf die genormte Unmenschlichkeit. Eine kritische Neu-Definition von individueller psychischer Gesundheit, die nicht damit sich zufriedengibt, alles das als gesund einzustufen, was nicht von einer als "'normal' angenommenen Umgebung" [117)] sich abhebt, hätte nicht auszugehen von einem vorab angefertigten Menschenbild, sondern sie müßte ansetzen an bereits existenten Charakterstrukturen, wie sie bei im revolutionären Kampf gegen das spätkapitalistische System stehenden Individuen sich ausgebildet haben und weiter ausbilden. -

---

116) Vgl. Fußnote 6.
117) Vgl. E. Fromm, The Sane Society, S. 22.

Eine Untersuchung aus jüngster Zeit hat deutlich werden lassen, daß, auch in Kategorien der traditionellen Psychoanalyse, Verinnerlichung von Unterdrückung depressiv macht, Kampf gegen (soziale und politische) Unterdrückung hingegen vor, über das unter den gegebenen Verhältnissen unvermeidliche Maß hinausgehenden, Depressionen und anderen psychischen Störungen bewahrt und wohl auch als der einzig gangbare Weg angesehen werden kann, sogar dieses unvermeidliche Maß an psychischer Erkrankung schließlich zu überwinden. Dr. H. A. Lyons vom Purdysburn Hospital Belfast hat berichtet [118)], daß bei den "Männern der unteren sozialen Schichten" (wie es im bürgerlichen Jargon so schön euphemistisch heißt), die in Nordirland im Kampf gegen ökonomische und politische Unterdrückung sich befinden, die depressiven Erkrankungen und die Selbstmordversuche um mehr als die Hälfte zurückgegangen sind, während "Männer der oberen Klassen in Belfast" dagegen noch vermehrt unter Depressionen leiden. - Bürgerliche Psychologen und Psychoanalytiker werden daraus wahrscheinlich sehr rasch den Schluß ziehen, daß im politischen Kampf Aggression freigesetzt werden kann, die ansonsten gegen das eigene Ich gewendet wird, und daß man darum die"Männer der unteren sozialen Schichten" ebensogut ins Fußballstadion schicken könne (eine Methode der Aggressionsentladung, die von Verhaltensforschern wie Konrad Lorenz wohl generell als die geeignetste angesehen wird); der Erfolg für ihr seelisches Wohlbefinden, die Wiederherstellung ihres 'seelischen Gleichgewichts', bliebe derselbe und wäre mit weit weniger Risiko für die "Männer (und Frauen) der oberen Klassen" (nicht nur Belfasts) verbunden. Doch eine solche 'Erklärung' greift meines Erachtens zu kurz, sie ist kurzschlüssig, vor allem deshalb, weil dabei von einem gleichsam konstanten Aggressionspotential ausgegangen wird, das nur in Kanäle gelenkt zu werden braucht, die genügend befestigt sind, damit genau die richtige Menge an angestauter Aggression 'überläuft' und an keiner Stelle die Dämme

---

118) Zit. i.d. Frankfurter Rundschau v. 21. 8. 72. (Vgl. hierzu den Anhang, S. 104 ff.)

(der 'Kultur') brechen. - Es ist gewiß kein Zufall, daß Autoren, welche dieses Aggressionsmodell, sei's auch mit manchem Wenn-und-aber, propagieren, auch die Geschichte nur als eine Gewalt begreifen können, die über die Menschen (die sie doch selber machen) hereinbricht [119]. Für sie ist die Geschichte ebenso wie die Aggression ein letztlich unerklärliches Phänomen, das man hinnehmen muß und allenfalls ein bißchen regulieren und korrigieren kann. Auch dürfte es diesen Psychologen, die von der Annahme eines kaum modifizierbaren Aggressionspotentials, welches dazu noch als ein in sich wenig differenziertes gesehen wird, ausgehen, äußerst schwerfallen, eine halbwegs plausible Erklärung dafür zu geben, weshalb im einen Fall die 'Entladung' von Aggression mit Abnahme von Depressivität verbunden ist, im andern jedoch (für den es wahrlich mehr als genug Beispiele gibt) die Zunahme der Aggressivität keine geringer werdende Depressionsneigung zur Folge hat, sondern diese sogar noch erhöht. - Als Erklärung, scheint mir, bietet sich an eine Differenzierung der Aggressivität, die grundsätzlich zwischen zwei Formen derselben unterscheidet: einer Aggressivität, die nicht nur Aggression freisetzt, sondern zugleich auch ein Freiheitspotential realisiert, - und einer Aggressivität, die, indem sie blind 'angestauter' Aggression sich überläßt, gegen die Argumente der realen Situation sich taub macht und auch in der Wahl ihrer Objekte und Ziele blind verfährt, die vorhandene Unfreiheit, auf die sie doch reagiert, noch verstärkt und prolongiert. Wollte man stark vereinfachen, so könnte man die eine Form als aufgeklärte oder objektiv

---

119) Vgl. Mitscherlichs Vorwort zu S. Freud, Zur Psychopathologie des Alltagslebens, Frankfurt, 1954, S. 6.
Dieser Fetischcharakter der Geschichte kann durch bloßes Erkennen freilich nicht überwunden werden; dazu bedarf es praktischer politischer Anstrengung, die bewußt Geschichte macht. Insofern ist an Mitscherlichs Feststellung von der über die Menschen hereinbrechenden Geschichte auch etwas Wahres; so lange die Masse der Menschen Geschichte nur dadurch macht, daß sie sie nicht macht, sich passiv verhält, fast alles mit sich machen läßt, bricht Geschichte tatsächlich über sie herein. Doch Mitscherlich verdunkelt mit seiner Geschichtsbeschwörung diesen Tatbestand eher, als daß er ihn erhellt.

rationale bezeichnen, die andere dagegen als bornierte, irrationale. - Ein Rückgang der Depressionen wäre danach stets dort zu verzeichnen, wo die 'menschliche Aggressivität' als Mittel im Kampf um mehr Freiheit, mehr Selbstbestimmung, sich bewährt, wo sie einen objektiv rationalen und progressiven Charakter hat [120]. Ebenso wie es, nach Adornos Wort, keine (individuelle) Emanzipation gibt ohne die der Gesellschaft [121], ist keine vollständige psychische Gesundheit des Einzelnen vorstellbar ohne eine 'gesunde Gesellschaft' [122]. Die einzig erfolgversprechende Therapie gegen die 'geringgradige Schizophrenie', von der Fromm sprach, ist der Kampf um eine menschengerechte Gesellschaft.

Nun gibt es freilich auch Definitionen von psychischer Gesundheit, welche der hier angedeuteten völlig entgegenstehen und selbst an

---

120) Die hier aufgeworfene Frage nach möglichen unterschiedlichen und sogar gegensätzlichen Formen aggressiven Verhaltens (deren zutreffende Beantwortung vielleicht gar ergäbe, daß die anfangs als unterschiedliche Formen der selben 'Sache' aufgefaßten Reaktionsweisen unter keinen gemeinsamen Oberbegriff wie den der Aggression sich subsumieren lassen) dürfte auf jeden Fall weitaus ergiebiger sein als jene andere Frage, ob die Aggression quasi ein unveränderlicher, mit der Geburt des Menschen gegebener, Faktor ist oder erst durch die 'Umwelt' produziert wird.

121) Vgl. Th. W. Adorno, Minima moralia, S. 228. - Eine parallele Stelle findet sich in Adornos letztem (unvollendet gebliebenen) Werk, der Ästhetischen Theorie (Frankfurt, 1970), auf S. 452. Dort heißt es: "Die Emanzipation des Individuellen jedoch gelänge einzig, wofern sie das Allgemeine ergriffe, von dem alle Individuen abhängen." -
Da aber die Emanzipation der Gesellschaft ihrerseits nur durch Emanzipationsbestrebungen von Individuen vorangetrieben werden kann, ist gleichwohl die bewußte Aktion von Individuen Voraussetzung jeder zielgerichteten gesamtgesellschaftlichen Veränderung. Emanzipatorisch wirksam werden, für die Gesellschaft und damit auch für sich, können Einzelne jedoch nur, indem sie auf ein Zurückziehen in Freiräume (die in Wahrheit doch nichts anderes sind als Gummizellen, die man eingerichtet hat wie künstliche Paradiese) verzichten und stattdessen zu gemeinsamer politischer Arbeit sich zusammenschließen.

122) Auch der dies schreibt, ist nicht in einem strengen Sinn als psychisch gesund zu bezeichnen; er ist lediglich nicht so krank, daß er sich für gesund hält.

der Frage, ob es statthaft sei, Normalität mit Gesundheit in eins zu setzen, desinteressiert vorbeigehen. Sie sollen nicht als Kuriosa angeführt werden, als welche sie in einer gesünderen Gesellschaft allein Aufmerksamkeit beanspruchen könnten, sondern als Beispiele für eine Ideologie, deren Relevanz zu unterschätzen sträflich wäre.

So schreibt ein Arzt, R. Siebeck, in seinem Buch 'Medizin in Bewegung': "Nur in Einsatz und Leistung ist Gesundheit ein uns anvertrautes Gut. Gesundheit ist nicht letzter Selbstzweck, sondern bestimmt und begrenzt durch den Sinn des Lebens - der Sinn des Lebens aber ist Bereitschaft, Hingabe und Opfer. Gesundheit ist Arbeit und Arbeit ist Gesundheit"[123]. - Talcott Parsons meint exakt dasselbe, wenn er Gesundheit definiert als den "Zustand optimaler Leistungsfähigkeit eines Individuums", Krankheit als "generalisierte Störung der Leistungsfähigkeit"[124]. Parsons sagt in der Tat nichts anderes als Siebeck; er sagt es nur anders. - In Siebecks verblasenem Gerede kommt gerade infolge der unwissenschaftlichen Terminologie (die nicht von ungefähr an Sprüche auf KZ-Toren erinnert) diejenige Realität zum Ausdruck, deren Ideologie er in Überanpassung extrem offen mitliefert, während Parsons' wissenschaftliche Sprache eher dazu angetan ist, eben diese Realität zuzudecken, indem sie zwar das gleiche meint wie Siebecks Opferpredigt, es aber in gleichsam desodorierter Form anbietet (manche wissenschaftliche Terminologie hat wohl überhaupt in erster Linie die Funktion, sich

---

123) R. Siebeck, Medizin in Bewegung, Stuttgart, 1953, S. 459; zit. b. H.-U. Deppe, Zum 'Objekt' der Medizin, Das Argument Nr. 50, S. 291. - Hervorhebungen von mir.

124) T. Parsons, Definition von Gesundheit und Krankheit im Lichte der Wertbegriffe, in: Mitscherlich u.a., Der Kranke i.d. modernen Gesellschaft, Köln-Berlin, 1967, S. 71; zit. b. Deppe, a.a.O., S. 292. Vgl. T. Parsons, Sozialstruktur und Persönlichkeit, Frankfurt, 1968, S. 323-366.
Es versteht sich, daß Siebeck sowohl als auch Parsons nicht nur von psychischer Gesundheit sprechen. Über den Zusammenhang von Physis und Psyche, die Frage, ob das dualistische Leib-Seele-Modell beibehalten werden kann, kann hier nicht gehandelt werden, schon aufgrund diesbezüglicher Inkompetenz des Autors.

die Realität, in ihrer sprachlichen Fixierung, möglichst weit vom Leibe zu halten). Übersetzt man Siebecks Definition aus dem 'Jargon der Eigentlichkeit' zurück in jene Begriffe, deren Verkleidungen die von ihm verwendeten sind, so zeigt sich, daß sein faschistoides Vokabular durchaus nicht nur verblasen ist, sondern auch recht präzise reale Verhältnisse benennt. Tatsächlich wird Gesundheit nur in "Einsatz und Leistung" zugestanden; wer nicht arbeitswillig ist, hat kein Recht auf Gesundheit bzw. Gesundheitsfürsorge [125], denn Gesundheit ist, - auch hier sagt Siebecks nichts anderes als die reine Wahrheit, die freilich schmutzig genug aussieht -, schließlich nicht "letzter Selbstzweck", sondern begrenzt, zwar nicht gerade durch den "Sinn des Lebens", wie Siebeck meint, wohl aber durch die Zwecke des Kapitals, das, - hier hat er wieder recht -, Bereitschaft (ihm zu dienen), Hingabe (der Arbeitskraft) und Opfer (notfalls auch das der Gesundheit), verlangt. - Definitionen wie "generalisierte Störung der Leistungsfähigkeit" reichen an solche Präzision in der, wenn auch unfreiwilligen, Bezeichnung tatsächlicher Verhältnisse nicht heran.

In Siebecks und Parsons Definitionen wird Gesundheit, auch psychische, immerhin in engen Zusammenhang mit dem gebracht, was man gemeinhin die Arbeitswelt nennt. Dies ist bei Freud so gut wie überhaupt nicht der Fall (was vielleicht nicht zuletzt auf die klassenmäßige Zusammensetzung seiner Patienten zurückzuführen ist, von denen viele ihren Lebensunterhalt eher mit ererbtem Vermögen bestritten als kraft eigener Arbeit). Freuds nahezu vollständiges Ausklammern der 'Arbeitswelt' ist logische Konsequenz seiner Neurosenlehre (?); mit dem gleichen oder noch mehr Recht ließe sich wohl sagen, seine Neurosenlehre sei logische Konsequenz des Ausklammerns der 'Arbeitswelt'. - Für Freud entstehen sämtliche neurotischen Verhaltensweisen aufgrund des Konflikts zwischen

---

125) Es wäre ein Trugschluß, zu meinen, der, welcher arbeitswillig ist und, weil er noch relativ 'gesund' ist, auch arbeitet, habe ein Recht darauf, an seinem Arbeitsplatz gesund zu bleiben.

den Sexual- und den Selbsterhaltungstrieben[126]; als für die Ausbildung von Neurosen ausschlaggebender Ort gilt allein die Familie (genauer: die bürgerliche Kleinfamilie); ob ein Mensch neurotisch wird oder nicht, hängt, nach Freuds Verständnis, von seinen Kindheitserlebnissen und -erfahrungen ab[127]. - Damit ist von vorne-

---

126) In seinem Aufsatz 'Das Interesse an der Psychoanalyse' (in: Freud, Darstell. d. Psychoanal., Frankfurt, 1969, S. 119) schreibt Freud, die "letzte Formel, welche die Psychoanalyse über das Wesen der Neurosen ergibt", laute: "Der Urkonflikt, aus welchem die Neurosen hervorgehen, ist der zwischen den das Ich erhaltenden und den sexuellen Trieben. Die Neurosen entsprechen einer mehr oder weniger partiellen Überwältigung des Ichs durch die Sexualität, nachdem dem Ich der Versuch zur Unterdrückung der Sexualität mißlungen ist." Die Psychoanalyse, so Freud (a. a. O., S. 127), habe den "asozialen Charakter der Neurosen überhaupt erkannt, welche ganz allgemein dahin streben, das Individuum aus der Gesellschaft zu drängen und ihm das Klosterasyl früherer Zeiten durch die Krankheitsisolierung zu ersetzen." Die Sexualität bzw. deren Unterdrückung, die freilich in den Klöstern des Mittelalters nicht ganz so strikt gewesen sein dürfte, wie Freud vielleicht meinte, erscheint damit als der alleinige auslösende Faktor von neurotischem Verhalten. - Diese Einschätzung, die Fromm nicht teilt, dürfte Folge sein der bestimmten Auswahl an neurotischen Patienten, die Freud als 'Anschauungsmaterial' dienten. Seine vorwiegend dem Bürgertum entstammenden Patienten dürften in der Tat nur 'triebökonomische', keine rein ökonomischen, Probleme gehabt haben. So spricht nicht wenig dafür, daß die Zurückführung sämtlicher Neurosen auf den Sexualkonflikt berechtigt und richtig ist nur in Bezug auf eine bestimmte Klientel, vielleicht aber auch dort etwas zu kurz greift, weil dabei die Rolle der Gewalt (auch in der Familie) übersehen wird.
Diese Relativierung Freudscher Hypothesen ist nun freilich ihrerseits nicht absolut zu setzen; daß z. B. der Ödipuskomplex nicht als universeller gelten kann, besagt nicht, daß etwa auch Freuds Annahme (oder eigentlich Entdeckung) der frühkindlichen Sexualität nur bezogen auf bestimmte Gesellschaftsformen Gültigkeit habe.

127) "Die Psychoanalyse ist genötigt worden, das Seelenleben des Erwachsenen aus dem des Kindes abzuleiten, Ernst zu machen mit dem Satze: das Kind ist der Vater des Mannes." (Freud, a. a. O., S. 121. Vgl. Freud, Die Frage der Laienanalyse, IV. Kapitel, a. a. O., S. 162-175). Freud sagt an einer Stelle sogar, man könne, wenn man so wolle, "die psychoanalytische Behandlung nur als eine fortgesetzte Erziehung zur Überwin-

herein ausgeschlossen, Neurosen als Folge beispielsweise auch der Unterdrückungssituation am Arbeitsplatz aufzufassen. Wenn die Ausbeutung, die entfremdete Arbeit, im Betrieb allenfalls als ein den Krankheitsverlauf unwesentlich beeinflussendes Moment gewertet wird, nicht aber als wesentlicher und womöglich verursachender Faktor, so kann sie in Analyse und Therapie unberücksichtigt bleiben. Geschieht alles für die Ausbildung von neurotischem Verhalten Entscheidende in der frühen Kindheit, so braucht nichts von dem, was der Erwachsene erlebt, für seinen (Krankheits-) Zustand verantwortlich gemacht werden; die 'späteren Lebensumstände' werden damit theoretisch verharmlost und praktisch zementiert. - Damit soll nicht gesagt sein, die frühkindlichen Konflikte, die als ausschließlich sexuelle (im Sinne von Freuds erweitertem Sexualitätsbegriff) zu sehen allerdings fragwürdig ist, seien unerheblich; wohl aber scheint es mir notwendig, auch sie in einem über die Familie hinausreichenden Rahmen zu sehen, wodurch sie als Konflikte sich erschlössen, die mit denjenigen am Arbeitsplatz, die Freud ignorierte, mehr gemeinsam haben, als Psychoanalytiker zuzugeben bereit sind. Indem soziales Verhalten, das primär im Beruf eingeübt wird, Eingang findet auch in die Familie, werden die Unterschiede zwischen dieser und der 'Arbeitswelt' eingeebnet. Verhaltensweisen, die der Situation am Arbeitsplatz entstammen, werden in den Beziehungen zwischen Eltern und Kindern reproduziert, - die zukünftigen 'Arbeitnehmer' werden dadurch schon in der Familie auf die Arbeitsbedingungen hin präpariert, die sie dereinst vorfinden werden. Die Verhärtung, die 'Verdinglichung', der zwischenmenschlichen Beziehungen, die mit der Festigung des kapitalistischen Systems einherging, wirkt auch auf die familiären Beziehungen, das Zusammen- oder Gegeneinanderleben von Kindern und Eltern, sich aus.

---

dung von Kindheitsresten beschreiben." (Freud, Über Psychoanalyse. Fünf Vorlesungen; IV. Vorlesung, a. a. O., S. 93. Vgl. auch: J. Breuer/S. Freud, Studien über Hysterie, Frankfurt, 1970 (erstmals 1895 erschienen), S. 20-149.

So verwundert es nicht, daß in einer unlängst angestellten Studie des 'Instituts für Erziehungswissenschaft an der Universität Tübingen' eine weite Verbreitung psychischer Erkrankungen schon bei Kindern festgestellt wurde. Von 150 untersuchten Schülern im Alter von sieben bis zehn Jahren waren rund 20 % bereits so stark psychisch gestört (selbst nach traditionellen Maßstäben), daß sie unmittelbar therapeutischer Hilfe bedurften; bei weiteren 30 % zeigten sich Symptome, die 'psychohygienische Vorsorgemaßnahmen' dringend erforderlich machten [128]. Psychische Schäden waren also bei etwa der Hälfte der 150 Kinder festzustellen [129]. Wie viele der Untersuchten in zehn Jahren trotz dieser Untersuchung offenkundige Neurotiker oder Psychotiker sein werden, steht dahin. -

Freuds Neigung, bei der Betrachtung von Neurosen [130] und deren Genese die im engeren Sinn gefühlsmäßigen Relationen zwischen Kind, Mutter und Vater, (besonders diejenigen, welche im von Freud entscheidend erweiterten Sinne als solche sexueller Natur bezeichnet werden dürfen) in Betracht zu ziehen, nicht jedoch das Faktum der Gewaltanwendung in der Familie mit ins Zentrum der Analyse zu stellen, hatte zur Folge, daß er das, selber schon nicht sehr weitgesteckte, Ziel, "hysterisches Elend in gemeines Unglück zu verwandeln" [131], erreichen zu können glaubte, indem er in der analytischen Situation den Patienten dazu brachte, etwa mithilfe der 'Über-

---

128) Kaum mehr bezweifeln läßt sich bei Berücksichtigung solcher Fakten, daß Adorno richtig sah, als er meinte: "Wahrscheinlich wäre für jeden Bürger der falschen Welt eine richtige unerträglich, er wäre zu beschädigt für sie." (Adorno, Negative Dialektik, Frankfurt, 1966, S. 343). - Eine Ontologisierung des Falschen allerdings, wie sie Adorno wohl nicht fern lag, kann zur Schaffung einer richtigen 'Welt' oder Gesellschaft wenig beitragen.

129) Zit. in der Frankfurter Rundschau v. 8. 9. 72.
Vgl. H.-C. Thalmann, Verhaltensstörungen bei Kindern im Grundschulalter, Stuttgart, 1971.

130) Nicht nur bei der Betrachtung von Neurosen, sondern bei der von psychischen Störungen überhaupt.

131) S. Freud, Zur Psychotherapie der Hysterie, in: Breuer/Freud, Studien über Hysterie, S. 246.

tragung' seine frühkindlichen und auch bis zur Pubertät und darüber hinaus sich erstreckenden sexuellen Konflikte aufzuarbeiten. Diese Methode hatte und hat Erfolge zu verzeichnen, - bei Patienten, deren Probleme tatsächlich vorwiegend sexueller Natur waren und die, so ist hinzuzufügen, einer 'Schicht' entstammten, in der die Fähigkeit, Konflikte zu verbalisieren (und damit der eigenen Person gleichsam von außen gegenüberzutreten, das Subjektive zu objektivieren), schon früh geschaffen wird. - Bevor darauf eingegangen werden kann, was mit solchen Patienten geschieht, bei denen diese Fähigkeit nicht vorhanden ist, soll versucht werden, eine mögliche umfassendere Erklärung für das Entstehen von Neurosen bzw. psychischen Störungen allgemein zu geben. Sie nimmt nicht für sich in Anspruch, gesichert zu sein; sie ist nichts als eine Hypothese.

Es scheint mir diskutabel, z.B. neurotisches Verhalten als Folge und Ausdruck einer Flucht vor naheliegendem bewußten Aufbegehren gegen ungesunde und deshalb krankmachende Verhältnisse zu interpretieren; auf eine kurze Formel gebracht, hieße das: Konflikt wandelt sich um in Krankheit. Die Neurose wäre danach ein Protest gegen Unterdrückung (psychische ebenso wie physische), der nicht auf rationale Weise, mit zur Befreiung tauglichen Mitteln (zu denen etwa der politische Kampf zählt), artikuliert wird, sondern den Weg nach außen, wider die unterdrückenden Instanzen, nicht findet und deshalb in sich zurückgenommen wird und unbewußt, mit Mitteln, welche den Weg zu mehr Freiheit nur desto sicherer versperren, geäußert werden muß[132]. Letztere Reaktionsform kann beim Kind als die normale angesehen werden, wenn ihm bei 'aggressivem

---

132) Die vielbeschworene Verwandtschaft des 'Revolutionärs' mit dem 'Neurotiker' bestünde dieser Hypothese zufolge tatsächlich, wenn auch in anderer Relation, als die Verteidiger des 'gesunden Bestehenden' meinen. (Der Revolutionär ist nicht darum, weil er ein solcher ist, auch gleich ein Neurotiker; eher schon ist der Neurotiker ein verhinderter Revolutionär.)

Verhalten' wiederholt mit Pression (Anwendung physischer Gewalt[133], der angeblich so harmlose 'Klaps', zeitweiser Nahrungsentzug etc.) begegnet wird; insofern ließe sich sagen, daß der Erwachsene, wenn er zum Neurotiker wird, in seinen Reaktionsweisen auf unterdrückende Zustände auf eine infantile Stufe des Sichverhaltens regrediert; insofern auch hätte Freud das Richtige getroffen, als er Erwachsenenneurose und die Erlebnis- und Erfahrungswelt des Kindes in so enge Beziehung zueinander setzte. Sein Bemühen jedoch, die Entstehung von Neurosen allein aufgrund der 'Sexualsituation' des Kindes hinreichend zu erklären, läßt zu viele andere wichtige Faktoren in Familie und Gesellschaft außeracht[134].

---

133) Vgl. Peter Brückner, Zur Sozialpsychologie des Kapitalismus, Frankfurt, 1972, II Gewalt in der Sozialisation (1) - Kindestötung und Kindesmißhandlung, a.a.O., S. 57-106; sowie III Gewalt in der Sozialisation (2) - Zur Situation der Familie, S. 106-125. - Ein Zahlenvergleich, den Brückner (a.a.O., S. 59) anführt, ist schon aufschlußreich genug; Brückner zitiert J. Jeziorowski, der in 'Das Elend deutscher Kinder' referiert: "Die Tierschutzvereine verfügen in der BRD über 500 000 Mitglieder, der Deutsche Kinderschutzbund (DKSB) nur über 8 000. Es werden pro Tag durchschnittlich neun Tiermißhandlungen gemeldet, dem DKSB werden jedoch nur drei Kindesmißhandlungen pro Monat bekannt." Dieses (Miß-)Verhältnis kann täglich, durch bloße Beobachtung, verifiziert werden. Wird ein Kind, auf offener Straße, im Bus usw., geschlagen, 'gezüchtigt', weil es 'ungezogen' war, so regt sich kein Widerstand von seiten der Zusehenden, niemand protestiert; im Gegenteil: die Reaktion ist amüsierte Geneigtheit oder sogar heftige Zustimmung. Wird dagegen ein Tier, ein Hund etwa, geschlagen, so erhebt sich ein Sturm der Entrüstung. Tierschutz geht vor Menschenschutz.
Vgl. auch Laing u.a., Schizophrenie und Familie, Frankfurt, 1972; bis. S. 305-343.
- Psychische Schäden von Kindern werden freilich nicht allein durch die unmittelbare, personale, Gewalt in der Familie verursacht, sondern ebenso durch die mittelbare, anonyme, der Gesellschaft, jener also, die man 'strukturelle' zu nennen pflegt; sie liegt z.B. im Fehlen von Kindergärten und -spielplätzen, einem Schulsystem, das 40 und mehr Kinder in eine Klasse steckt, usw. - Eine Gesellschaft, welche ihre Prioritäten vom Profitinteresse weniger sich setzen läßt, befriedigt die Bedürfnisse ihrer Kinder zuletzt.

134) Freud berücksichtigt nicht einmal hinreichend, daß auch in mannigfachen sexuellen Beziehungen, wie sie in der kapitali-

Immerhin aber hat Freud eine Therapie und Theorie entwickelt, deren Intention es ist, psychische Erkrankungen nicht länger nur auf der Ebene physiologischer Vorgänge zu diskutieren und zu behandeln, sondern ihre soziale Entstehung sichtbar zu machen. - Ganz anders verfährt die Verhaltenstherapie, die aus der Lerntheorie hervorgegangen ist und versucht, psychisches 'Fehlverhalten' mit gewissermaßen psychomechanischen Methoden zu beheben; sie zeigt sich an den Ursachen psychischer Störungen gänzlich uninteressiert. Von Interesse ist nur, was ist, nicht, wie es wurde. Sehr deutlich wird dies an einem Beispiel, das Prof. Hans Strotzka in einer Diskussion über Psychoanalyse und Verhaltenstherapie im Westdeutschen Rundfunk anführte [135]. Die Verhaltenstherapie hat ein Verfahren entwickelt, mit dem Kindern das Bettnässen abgewöhnt werden soll. Dies geschieht in folgender Weise: Dem bettnässenden Kind, das mit seinem unbewußten Verhalten auf bestimmte familiäre Verhältnisse reagiert und damit auf eine frühkindliche Stufe regrediert, die es ansonsten längst überwunden hat, wird eine mit einem Alarmgerät verbundene Einlage ins Bett gelegt, die dann, wenn sie naß wird, ein Klingelzeichen auslöst, von welchem das Kind aus dem Schlaf gerissen wird. Diese Vorrichtung wird 'Enuresis-Automat' (Bettnässen = Enuresis nocturna) genannt und hat, nach Angabe des Verhaltenstherapeuten Dr. J.B. Bergold, bei 60 - 70 % der bettnässenden Kinder ausgezeichnete Erfolge zu verzeichnen [136]. - Das Schema der Therapie ist höchst einfach und durchschlagend: unbotmäßiges Verhalten wird bestraft und damit, zumindest vordergründig, abgestellt; das Kind wird dabei behandelt, als wäre es ein Pawlowscher Hund. Der Unterschied zwischen einer Tracht Prügel und dem 'Enuresis-Automaten' ist nur ein gradueller, einer der Verfeinerung; der Automat funktioniert anonym, - die Bestrafung kann guten Gewissens ihm überlassen

---

stischen Gesellschaft bestehen, Gewalt und Herrschaftsverhältnisse inbegriffen sind, ja dominieren.

135) Die Diskussion ist abgedruckt in: C.H. Bachmann (Hrsgb.), Psychoanalyse und Verhaltenstherapie, Frankfurt, 1971, S.141-182.

136) Vgl. Bachmann, a.a.O., S. 162.

werden. - Nun soll überhaupt nicht geleugnet werden, daß die 'Straftherapie', welcher Methoden sie sich auch bedient, in dem von ihr selbst gesteckten Rahmen erfolgreich ist. Dieser Rahmen jedoch spart das ganze Bild aus. Daß, um bei dem angeführten Beispiel zu bleiben, ein Kind, welches auf die beschriebene Weise behandelt und vom Bettnässen geheilt wurde, hernach lediglich in anderer Form auf seine schlechte familiäre Situation reagieren wird, scheint kaum fraglich. Es wird zwar nicht mehr bettnässen, als Ersatz dafür aber etwa einen Waschzwang oder eine andere neurotische Störung bekommen. Bleiben die Umstände, welche eine Enuresis nocturna verursachten, unverändert, so wird das Kind zwar die Form seines neurotischen Reagierens unter dem Einfluß bzw. dem Druck verhaltenstherapeutischer Methoden zu verändern vermögen, seine psychische Gefährdung jedoch bleibt nach wie vor bestehen oder verstärkt sich sogar eher noch. - Recht aufschlußreich ist die Begründung, welche Prof. A. Görres dafür gibt, daß eine psychoanalytische Behandlung, die eine Analyse der familiären Verhältnisse einschließt, nur die Ausnahme sein könne. Er meint, es sei nun einmal nicht für jedes Kind, das z. B. an Enuresis nocturna leidet, ein psychoanalytisch geschulter Helfer vorhanden, der in differenzierter und subtiler Art mit ihm und mit seinen Eltern umgehen könne. Er fährt fort [137]: "Die Kindertherapeuten mit psychoanalytischer Ausbildung sind sehr dünn gesät, und das liegt nicht nur an der bösen Gesellschaft [138], die die Psychoanalytiker nicht mag; denn im Gegenteil, wir Psychoanalytiker werden heute von vielen Seiten der Gesellschaft recht gut behandelt, bis hin zu den Pflichtkrankenkassen." - Prof. Görres kommt offenbar nicht auf den Gedanken, daß die 'Seiten der Gesellschaft' die Kindertherapeuten mit psychoanalytischer Ausbildung deshalb so dünn säen, weil sie die angepaßten Analytiker zwar mögen, ihre potentiellen Patienten

---

137) Bachmann, a. a. O., S. 160.
138) Die gequälte Ironie, die von der 'bösen Gesellschaft' spricht, versichert augenzwinkernd, daß die Gesellschaft ja eigentlich doch ganz gut sei, so, wie sie ist.

von der anderen Seite der Gesellschaft aber nicht so sehr; diese werden von vielen Seiten der Gesellschaft nicht recht gut behandelt, nicht einmal von den Pflichtkrankenkassen. - Für bürgerliche Patienten, die sich den zeitlichen und finanziellen Aufwand psychoanalytischer Therapie [139] leisten können, ist die Verhaltenstherapie nicht gedacht; ihr Anwendungsbereich liegt vornehmlich dort, wo möglichst rasche Verfügbarmachung bedrohter Arbeitsenergien bezweckt ist. Die Konsequenz aus der Einsicht, daß jede Depression Folge von Repression ist, wird von der Verhaltenstherapie nicht gezogen, denn sie steht selber im Dienste der Repression. Sie will die psychische Erkrankung so schnell und unkompliziert wie nur irgend möglich in jenes 'gemeine Unglück' verwandeln, von dem Freud sprach, und wertet es dabei schon als Erfolg, wenn die Krankheit von einem Symptom auf ein anderes, vielleicht weniger augenfälliges, verschoben wird. Solche Therapie ist tatsächlich nichts anderes als der Psycho-Mechanist des Kapitals. Die Verhaltenstherapie, als Abkömmling des Behaviorismus', "der sich in seiner Naivität rühmt, das psychologische Problem überhaupt ausgeschaltet zu haben" [140], analysiert Verhältnisse nicht, sondern deckt sie zu. Ihr weitgehender Theorieverzicht ist Resultat ihrer affirmativen Praxis, denn solche Praxis läßt sich durch Theorie nicht überzeugend vertreten.

Stehen Psychoanalyse und Verhaltenstherapie als zwei recht unterschiedliche Therapieformen einander gegenüber, so doch eigentlich nicht als Konkurrenten; viel eher ist ihr Verhältnis als eines der Arbeitsteilung zu beschreiben. - Durch ihre Therapiepraxis, die von Anbeginn im wesentlichen bürgerliche Patienten im Auge hatte und in der Folgezeit immer stärker den Interessen und Möglichkeiten, Bedürfnissen und Neigungen, des Bürgertums zu entsprechen

---

139) Eine voll durchgeführte Analyse erstreckt sich oft über Jahre, eine Sitzung von einer Stunde Dauer ist unter 50,- DM kaum mehr zu haben.

140) Freud, 'Selbstdarstellung', in: ders., Schriften z. Geschichte der Psychoanalyse, Frankfurt, 1971, S. 80.

suchte [141], hat die Psychoanalyse selber einen großen Raum offengelassen, der dann von der Verhaltenstherapie und anderen un-analytischen Therapieformen ausgefüllt werden konnte und mußte. - Bei Freud selbst ist immer wieder der Wunsch zu verspüren, die komplizierte, langwierige, an Arzt und Patient relativ hohe Anforderungen stellende, Analyse durch unkompliziertere, un-analytische, Verfahren zu ersetzen. Zwar hatte er schon bald nach Eröffnung seiner Wiener Praxis (1886) die Elektrotherapie verworfen und war über die Verwendung der Breuerschen 'kathartischen Methode' (die der Hypnose sich bediente) zur Entwicklung einer neuen Therapie, eben der Psychoanalyse, gelangt; doch noch in seinen späteren Jahren erschien ihm eine Therapie, welche sozialen Verhältnissen (denen der Familie) keine Aufmerksamkeit mehr schenken muß, sondern gleich an physiologischen Vorgängen ansetzen kann, überaus wünschenswert. Freud hat die Hoffnung, daß es eines Tages möglich sein werde, die psychoanalytische Technik aufzugeben und stattdessen "mit besonderen chemischen Stoffen die Energiemengen und deren Verteilungen im seelischen Apparat direkt zu beeinflussen" [142]. - Genau dies wird in der herrschenden Psychiatrie vor-

---

141) In seinem Aufsatz 'Die Krise der Psychoanalyse' (in: Fromm, Analyt. Sozialpsychologie u. Gesellschaftstheorie, S. 193-229) weist Fromm darauf hin, daß die Psychoanalyse ziemlich genau auf den "städtischen gehobenen Mittelstand" zugeschnitten ist. Hatte Freud zu Anfang nur solche Patienten, die "im konventionellen Sinne des Wortes 'krank' waren" (also z.B. an Hysterie oder an Phobien litten), so kamen später auch solche hinzu, die lediglich über allgemeine 'Lebensschwierigkeiten' klagten und sich gleichfalls von der analytischen Behandlung Besserung oder Heilung erhofften. Der vereinsamte mittelständige Großstadtbewohner suchte und fand im Analytiker ein Kommunikationsobjekt, das ihm einen "Ersatz für Religion, Politik und Ideologie" bieten konnte (nämlich die Psychoanalyse), und konnte mit der Therapie zugleich ein Statussymbol erwerben.

142) Freud, Ges. Werke, Bd. XVII, S. 108. - In 'Die Widerstände gegen die Psychoanalyse' (1925) schreibt Freud: "Die klinische Betrachtung muß die Neurosen in die Nähe der Intoxikationen oder solcher Leiden wie die Basedowsche Krankheit rücken. Das sind Zustände, die durch den Überschuß oder relativen

wiegend praktiziert - und zwar nicht nur bei Psychotikern, zu deren Behandlung Freud die psychoanalytische Methode kaum tauglich schien. Psychopharmaka oder Elektroschocks sollen den 'Geisteskranken' wenn nicht heilen, so doch besänftigen. Wie einer zu dem 'Irren' wurde, der er nun zu sein scheint, interessiert nicht, braucht auch nicht zu interessieren, wenn seine Erkrankung auf 'direktem Wege', medikamentös, chemisch oder sonstwie 'rein naturwissenschaftlich', behandelt werden kann. Die Psychose z.B. wird als ein Faktum genommen, dessen Genese kaum diskutiert wird; die Geisteskrankheit gilt als ein Abgrund, in den letztlich nicht geblickt werden kann; sie und mit ihr der Geisteskranke wird zu etwas Unheimlichem, Beängstigendem. Ein Spiegel, der durch Verzerrung das unter dem schönen Schein Liegende an den Tag bringt, muß verhängt werden. Die 'Irren' werden streng isoliert, angeblich zu ihrem Schutz, in Wahrheit wohl eher zu dem der 'Gesunden', denen die ständige Konfrontation mit den solchermaßen Anomalen unweigerlich das Gesicht von der (Charakter-)Maske risse [143]; dort, in den psychiatrischen Gefängnissen, werden die

---

Mangel an bestimmten sehr wirksamen Stoffen entstehen, ob sie nun im Körper selbst gebildet oder von außen eingeführt werden, also eigentlich Störungen des Chemismus, Toxikosen. Gelänge es jemand, den oder die hypothetischen Stoffe, die für die Neurosen in Betracht kommen, zu isolieren und aufzuzeigen, so hätte sein Fund keinen Einspruch von Seite der Ärzte zu besorgen. Allein dazu führt vorläufig noch kein Weg." (Freud, a.a.O., in: ders., Schriften z. Geschichte d. Psychoanalyse, S. 225/26; vgl. Freud, 'Selbstdarstellung', a.a.O., S. 55-57). - Der Wunsch, die Hoffnung, daß in der Zukunft Neurosen einmal 'direkt' behandelt werden könnten, auf chemischem Wege, ohne den Umweg über die Aufarbeitung von Konflikten, war für Freud wohl auch bestimmt von dem Verlangen, der eigenen Vergangenheit wieder nahezukommen, - war er doch von der Neurologie hergekommen. (1885 war Freud Privatdozent f. Neuropathologie an der Universität Wien geworden. - Vgl. Freud, Aus den Anfängen der Psychoanalyse. 1887-1902. Briefe an W. Fließ. Abhandlungen u. Notizen, Frankfurt, 1962.)

143) Die Einkerkerung von psychisch Kranken (im traditionellen Verständnis) erfolgt wohl schon deshalb, weil, wie E. Wulff in seinem bereits angeführten Aufsatz schreibt, "alle schizophre-

Kranken einer Behandlung unterworfen, die "keinen Zugang zum Verständnis des Gesehenen" (und, so darf man hinzufügen, des Geschehenen) eröffnet, "ein Zugang, der nur von einer Tiefenpsychologie erwartet werden kann" [144]. Dieser Zugang scheint nach wie vor verschlossen; die "psychoanalytische Psychiatrie", von der Freud in seinem, wahrscheinlich 1918 geschriebenen, kurzen Aufsatz 'Soll die Psychoanalyse an den Universitäten gelehrt werden?' sprach, ist noch nicht Realität geworden. Die Psychiatrie ist über Neuropathologie bis heute kaum hinausgekommen.

So scheut sie sich nicht, die soziale Problematik, die hinter der Psychose sich verbirgt bzw. in ihr manifest wird, aus ihrem Gesichtskreis zu verdrängen und an deren Stelle eine rein biologisch-chemische zu setzen. Mit ihrem Zurückführen von Depressionen auf Stoffwechselstörungen des Gehirns akzeptiert die Psychiatrie als letzte Ursache, was selber schon Wirkung ist, verursacht durch soziale Situation [145]. Die Diagnose: endogene Störung, die durch

---

nen Erlebnisweisen" als "antisozial bezeichnet werden" können (Wulff, a. a. O., S. 232); die mangelnde Bereitschaft bzw. Fähigkeit der Psychotiker, sich 'geordneten' Arbeitsverhältnissen anzupassen, muß den Angepaßten, die das organisierte Chaos als Ordnung ansehen, krankhaft erscheinen. (Vgl. Michel Foucault, Psychologie und Geisteskrankheit, Frankfurt, 1970, S. 93-130, und David Cooper, Psychiatrie und Anti-Psychiatrie, Frankfurt, 1971, S. 7-90.) - Die Isolierung der sogenannten Asozialen dürfte unter anderem ebenfalls darauf zurückzuführen sein.

144) S. Freud, Soll die Psychoanalyse an den Universitäten gelehrt werden? - In: Das Argument, Heft 50, S. 223-227, Zit.: S. 225.

145) "Selbst die Psychiater, zu deren Beobachtung sich doch die ungewöhnlichsten und verwunderlichsten seelischen Phänomene drängten, zeigten keine Neigung, deren Details zu beachten und deren Zusammenhängen nachzuspüren. Sie begnügten sich damit, die Buntheit der Krankheitserscheinungen zu klassifizieren und sie, wo immer es nur anging, auf somatische, anatomische oder chemische Störungsursachen zurückzuführen." (Freud, Die Widerstände gegen die Psychoanalyse, in: ders., Schriften z. Geschichte d. Psychoanalyse, S. 227. - Vgl. Fußnote 142.) - Hiermit befindet die Psychiatrie sich freilich in der Linie einer langen und recht eindrucksvollen Tradition, sozusagen in 'bester Gesellschaft', hatte doch beispielsweise

biochemische Forschung hinreichend sich legitimiert glaubt, ist oftmals nichts anderes als eine Form der Annahme vom isolierten, quasi autarken, Individuum, die auch Freud nicht sehr fern lag. Der Einzelne wird allein verantwortlich gemacht für seine Erkrankung; galt sie in früheren Zeiten als Folge von Trunksucht oder 'sexueller Ausschweifung', so wird ihre Ursache nun vorzugsweise im genetischen Material gesehen, welches das Individuum 'mitbekommen' hat, für das es freilich auch nichts kann. Die Krankheit ist Schicksal. - Der Kranke ebenso wie der Kriminelle erfährt die Selbstgerechtigkeit einer Gesellschaft, welche die Verantwortung für abweichendes Verhalten, das als gegen sie selber gerichtetes erscheint, lieber in 'sittliche Verfehlungen' oder die genetische Struktur des Einzelnen verlegt, als die eigene soziale Struktur verantwort-

---

schon - oder besser: noch - Kant seine Hypochondrie auf seine flache und enge Brust, "die für die Bewegung des Herzens und der Lunge wenig Spielraum läßt", zurückgeführt; die Überlegung, "daß die Ursache dieser Herzbeklemmung vielleicht bloß mechanisch und nicht zu heben sei", brachte Kant, wie er sagt, dazu, seine "natürliche Anlage zur Hypochondrie, welche in früheren Jahren bis an den Überdruß des Lebens grenzte", gleichsam unter geistige Kontrolle zu bekommen; er glaubt, "durch Ablenkung der Aufmerksamkeit von diesem Gefühle" (der Hypochondrie) Meister über den Einfluß der Krankheit geworden zu sein, was ihn nun befähige, so zu leben, "als ob es mich gar nicht anginge". (Vgl. Kant, Der Streit der Fakultäten, Dritter Abschnitt, Der Streit d. Philosoph. Fakultät mit der Medizinischen, 1. Von der Hypochondrie, in: ders., Werke in 12 Bänden (Hrsgb. W. Weischedel), Bd. XI, Frankfurt, 1964, S. 378 ff.) Die Psychoanalyse könnte diese Scheinbewältigung hypochondrischer Zustände (die mehr zu sein scheint als bloße Verdrängung) vielleicht als Beginn einer Zwangsneurose aufweisen. (Vgl. W. Reich, Der Zwangscharakter, in: ders., Charakteranalyse, Bremen, 1971, S. 218-226.) Daß Kant dann schließlich sogar meint, epileptische Anfälle könnten durch die "Festigkeit des Vorsatzes (seine Aufmerksamkeit von einem solchen Leiden abzuwenden) abgehalten" werden, "nur nicht bei Weibern und Kindern, als die dergleichen Kraft des Vorsatzes nicht haben" (Kant, a.a.O., S. 383), zeigt deutlich genug, welche im Grunde unmenschlichen Folgen eine rigide Ethik hat, die alles der 'freien Entscheidung' und Willenskraft des einzelnen Menschen überantwortet.

lich zu machen. Die Psychopharmaka erlauben eine Beruhigung des Kranken, ohne daß die Ursache von dessen Unruhe beseitigt werden müßte; so könnten sie vielleicht schon in naher Zukunft ein Drogenparadies Wirklichkeit werden lassen, in welchem Menschen, die unter KZ-Bedingungen leben, als heitere und ausgeglichene Bürger, die an nichts etwas auszusetzen haben, ihren Verpflichtungen nachgehen. Krankhafte Melancholie und Suizidneigung würde es dann nicht mehr geben. Die Menschen wären schon vorm Sterben tot. Daß dies der Zustand optimaler psychischer Gesundheit wäre, wird man bezweifeln dürfen; wer unter bestimmten (eigentlich unerträglichen) Verhältnissen nicht verrückt wird, der ist ein hoffnungsloser Fall. Die Resistenzfähigkeit gegen objektiven Wahnsinn, der halbwegs gesunden Subjekten voll erfahrbar und erkennbar sein muß, kann allerdings auch ohne chemische Behandlung geschwächt und dem Grenzwert Null angenähert werden. Nötig ist dazu nur das Perfektionieren "jener Hölle (...), in der die Deformationen geprägt werden, die später als Fröhlichkeit, Aufgeschlossenheit, Umgänglichkeit, als gelungene Einpassung ins Unvermeidliche und als unvergrübelt praktischer Sinn zutage kommen"[146]. - Der Gedanke, daß der Geisteszustand desjenigen, welcher die Anpassung ans Bestehende ohne Widerstand vollzieht und dabei schließlich auch noch Lust empfindet[147], zwar als normal, dennoch oder gerade deswegen nicht als gesund, bezeichnet werden kann, wird rasch beiseite geschoben[148]. Dabei ist gar nicht einzusehen, weshalb gegenüber

---

146) Th. W. Adorno, Minima moralia, S. 69. - Vgl. H. Marcuse, Trieblehre und Freiheit, in: ders., Psychoanalyse und Politik, Frankfurt, 1968, S. 20.
147) Vielleicht sogar "das masochistische Vergnügen, kein Ich mehr zu sein" (Adorno, a.a.O., S. 79).
148) So vermag z.B. Hans Peter Dreitzel in der Annahme, daß eine Gesellschaft selbst neurotisch sei bzw. sein könne und "die Mitglieder dieser Gesellschaft, soweit sie sich ihr angepaßt haben", darum ebenfalls neurotisch sind, während die (relativ) gesunden Menschen in einer "neurotischen Gesellschaft" zu Rebellen werden, allenfalls eine "moralische Forderung" zu sehen, nicht oder doch kaum eine "realistische Beschreibung eines Sachverhalts". Schon die These, daß eine Gesellschaft

dem völlig Angepaßten und Integrierten, der sämtliche äußeren Zwänge verinnerlicht hat, einer, der noch mit Widerstand auf objektiven Wahnsinn reagiert, und sei es mit subjektivem, nicht als der

---

neurotisch sein könne, erscheint ihm "unnötig und irreführend". Interessant ist seine Begründung. "Das Subjekt von Neurosen und Psychosen ist immer ein Individuum; eine Gesellschaft könnte neurotisch nur sein, wenn sie ein Kollektivbewußtsein besäße." (Auf Dreitzels Verständnis von Gesellschaft ist noch zu kommen.) Dreitzel 'beweist' die Richtigkeit einer von ihm aufgestellten Behauptung, indem er einen in ihr zentralen Begriff so definiert, daß er in der Gegenbehauptung, die ihn gleichfalls verwendet, keine Gültigkeit mehr haben kann. Eine Gesellschaft kann deshalb nicht neurotisch sein, weil per definitionem, nach Dreitzel zumindest, nur ein Individuum neurotisch sein kann. Gut positivistisch: ist einmal etwas definiert, so kommt das Denkverbot gleich hinterher. Noch Freud freilich, immerhin gewissermaßen der Entdecker der individuellen Neurose, mochte die Existenzmöglichkeit einer 'Gemeinschaftsneurose', einer 'sozialen Neurose', nicht ausschließen, sondern hielt es durchaus für denkbar, daß "unter dem Einfluß der Kulturstrebungen "manche Kulturen (...) 'neurotisch' geworden sind (...)". - Dreitzels Beweisführung ist damit allerdings noch nicht am Ende. Er fügt hinzu: "Die Gesellschaft ist nichts Substantielles, sondern ein Geflecht von Wirkungszusammenhängen, die die psychische Struktur ihrer Mitglieder freilich beeinflussen. Im psychopathologischen Sinne kann deshalb eine Gesellschaft nicht 'erkranken'". "Man sollte deshalb", so Dreitzel, "nicht fragen, ob und wieso Gesellschaften 'krank' sein, sondern unter welchen Umständen sie eine krankheitserregende Wirkung haben können." (Dreitzel, Die gesellschaftlichen Leiden und das Leiden an der Gesellschaft, Stuttgart, 1972, S. 15/16). Eine 'kranke Gesellschaft' kann es also deshalb nicht geben, weil im psychopathologischen Sinne natürlich nur etwas Substantielles erkranken kann, die Gesellschaft aber nichts Substantielles ist; sie ist zwar nicht gerade Erscheinungsform des reinen Geistes, aber doch gleichsam nur der Äther, in welchem die Subjekte als Körper, als Substanzen, frei und selbständig sich bewegen, zusammengehalten nur von einem "Geflecht von Wirkungszusammenhängen". Die Gesellschaft ist also nur zwischen den Menschen, nicht in ihnen und überhaupt erst durch sie real. Dieses Modell von Gesellschaft hypostasiert die Beziehung zwischen Warenproduzenten, miteinander konkurrierenden Unternehmern, im Frühkapitalismus zu einer Definition von Gesellschaft allgemein. - Da, im Verständnis Dreitzels, die Gesellschaft nicht auch die Summe ihrer Mitglieder ist, von ihnen gebildet, sondern nur das, was diese miteinander verbindet (und damit hier und heute das, was sie voneinander trennt), kann die Gesellschaft natürlich nicht krank

relativ immer noch Gesündere gelten sollte. Man könnte doch auch meinen, daß der 'Gesunde' schon dermaßen psychisch deformiert ist (vielleicht seit seiner Kindheit), daß er nicht einmal mehr in der

---

sein, nicht neurotisch, noch sonst irgend etwas, - denn sie ist selber ja eigentlich nicht. Ein Geflecht erkrankt nicht; in ihm kann lediglich ab und zu jemand sich verfangen oder durch es fallen; und der darf dann wohl krank genannt werden, ohne mit H. P. Dreitzels Widerspruch rechnen zu können. - Nun ist tatsächlich fraglich, ob es sich empfiehlt, den Begriff 'Neurose' auf die Gesellschaft schlicht zu übertragen; und töricht wäre es, zu meinen, er bedeute dann noch exakt dasselbe wie zuvor, als er auf das Individuum beschränkt war. Doch Dreitzel geht es ja um mehr; er will die Gesundheit der Gesellschaft retten, auf der Ebene der Begrifflichkeit wenigstens, oder vielmehr: er möchte die Frage nach Gesundsein oder Kranksein einer Gesellschaft vom Tisch haben; nach bewährter Methode erklärt er sie für falsch gestellt; die Frage selber ist, behauptet er, von einer Art, bei der von "wissenschaftlich (...) keine Rede sein" kann (der selbe Vorwurf der Unwissenschaftlichkeit wird von ihm gegen mannigfache Bestimmungen von geistiger Gesundheit erhoben, die er anführt). Nun ist nicht zu bestreiten, daß z.B. Fromms Bestimmungen von 'geistiger Gesundheit' äußerst vage sind und als Basis oder Ausgangspunkt weiterer sozialpathologischer Überlegungen schwerlich taugen. (Vgl. Dreitzel, a.a.O., S. 8-26. Zur Kritik am psychoanalytischen Revisionismus z.B. Fromms vgl. H. Marcuse, Triebstruktur u. Gesellschaft, S. 234-269 und Adorno, Die revidierte Psychoanalyse, in: Psyche, 1952, neu abgedr. in ders., Soziolog. Schriften, Frankfurt, 1972, S. 20-42.) Infrage zu stellen ist jedoch die Berechtigung der Forderung nach Ausklammern alles dessen, was nicht den Forderungen 'strenger Wissenschaftlichkeit' (einer ganz bestimmten Wissenschaftlichkeit, die sich selber zum Paradigma jedweder Wissenschaftlichkeit macht) genügt, - und damit ist die Frage zu verbinden, weshalb, in wessen Interesse, zu wessen Vorteil, ein solches Ausklammern, Eskamotieren, 'unwissenschaftlicher Fragen' nötig oder erwünscht ist.
Einer zur sozialtechnischen Disziplin degenerierten Soziologie muß selbstverständlich daran gelegen sein, ihren jeweiligen Auftraggebern (verschiedenen Privatkapitalisten oder dem ideellen Gesamtkapitalisten, Industrieunternehmen etc. oder Behörden) zum alsbaldigen Verbrauch bestimmte exakte Daten zu liefern und damit ihre Tauglichkeit als effizientes Instrument sozialer Kontrolle und Regulierung stets aufs neue unter Beweis zu stellen. Sie ist schlau genug, sich keine 'dummen Gedanken' mehr zu machen, die ihrem perfekten oder doch wohl nicht ganz so perfekten Funktionieren als Diener von Par-

Lage sich befindet, mit herkömmlicher psychischer Erkrankung auf Unterdrückung, die er erleidet, zu reagieren, sondern im Gegenteil nur noch im Interesse der Unterdrücker mitagiert. Er, der Normale

---

tikularinteressen hinderlich sein könnten; indem sie diesen sich unterwirft, muß sie das Reflektieren über die gesellschaftliche Totalität sich verbieten; das Prinzip der wissenschaftlichen, will sagen, methodischen, Exaktheit ersetzt vollständig das der Relevanz für die Schaffung eines richtigeren gesellschaftlichen Seins und Bewußtseins. Was nicht exakt anzugeben ist, das gibt es für die bürgerliche Soziologie nicht. Folgerichtig begnügt sie sich damit, das zu messen und zu quantifizieren, was auch vom common sense schon als unbestreitbare Tatsache akzeptiert wurde (wenn es vielleicht auch gar keine ist). Solche Soziologie beherzigt Wittgensteins Satz "Zu einer Antwort, die man nicht aussprechen kann, kann man auch die Frage nicht aussprechen." (L. Wittgenstein, Tractatus logicophilosophicus, Frankfurt, 1969, S. 114. - Interessanterweise findet sich beim frühen Hegel eine ganz ähnliche Überlegung. In den Aphorismen aus der Jenenser Periode (1803-1806) schreibt er: "Die Fragen, welche die Philosophie nicht beantwortet, sind so beantwortet, daß sie nicht so gemacht werden sollen." (in: G.W.F. Hegel, Werke in 20 Bänden, Bd. II, Frankfurt, 1970, S. 547). Kant schließlich hatte in der 'Kritik der reinen Vernunft' bereits den Versuch unternommen, bestimmte Fragen als unbeantwortbar, weil falsch gestellt, auszuweisen. (Vgl. I. Kant, Kritik d. reinen Vernunft, Stuttgart, 1966; Der Transzendentalen Logik zweite Abteilung. Die Transzendentale Dialektik, S. 376 ff; bes. Zweites Hauptstück. Die Antinomie der reinen Vernunft, S. 449-508 (1. u. 2. Abschnitt).) - Die Quantität der unwissenschaftlichen Fragen nimmt von Kant bis Wittgenstein oder gar Carnap stetig zu.) Auf diese Limitierung der möglichen Fragen, die Wissenschaftlichkeit für sich in Anspruch nehmen können, verpflichtet, verbietet sich die bürgerliche Soziologie all jene Fragen, deren Erörterung vorerst noch nicht - und vielleicht niemals - zu quantifizierenden Antworten führen kann. Und da man, nach Wittgenstein (vgl. Wittgenstein, a.a.O., S. 115) über das, wovon man nicht sprechen kann, schweigen muß, schweigt die Soziologie beharrlich über das, wovon sie nicht sprechen will. "Die Lösung des Problems (...) merkt man am Verschwinden dieses Problems." (Wittgenstein, a.a.O., S. 114/15.) Daß, wenn von dieser Soziologie "alle möglichen wissenschaftlichen Fragen beantwortet sind", die sie ungestraft sich stellen darf, "unsere Lebensprobleme noch gar nicht berührt sind" (Wittgenstein, a.a.O., S. 114), läßt sie an der Richtigkeit und Berechtigung ihres Vorgehens nicht zweifeln.
Dieses eilfertige Zurückweichen vor Fragen, die bis auf weiteres durch keine unbestreitbaren, durch Zahlenmaterial zu be-

und Gesunde, ist längst eine menschliche Knetmasse geworden, verwendbar zu jedem erdenklichen Zweck, außer dem, der er selbst wäre; was immer auch man ihm befiehlt, er befiehlt es sich selbst. Er reagiert nicht in 'abnormer', in 'krankhafter', Weise auf die Zwangsmaßnahmen des Systems, das ihn schon kaputt gemacht hat, - er findet sich sofort bereit, in normaler und gesunder Weise beim weiteren Kaputtmachen dabeizusein und nach Kräften mitzuhelfen. - Es besteht wohl Grund zu der Annahme, daß auch die Einteilung in Normale und Verrückte der politischen und ökonomischen Macht gehorcht. - Ein Oberlehrer, der glaubt, er sei Napoléon, gilt als wahnsinnig; Napoléon nicht, - ebensowenig wie ein Präsident, der meint, er habe das Recht, Völkermord begehen zu lassen. Einer, der an Verfolgungswahn leidet, muß eingesperrt werden; einer, der Verfolgung befiehlt und organisiert, nicht[149]. - Die herrschende Definition von Irrsinn hat selber etwas Irrsinniges.

Die Gewohnheit, geistige Erkrankung auf relativ wenige, besonders gekennzeichnete und darum augenfällige, Erscheinungen zu begrenzen, an denen die Gesundheit all der anderen sich beweisen kann, mag sehr gut zur Aufrechterhaltung der 'allgemeinen Gesundheit' taugen; sie mag auch das 'gesunde Volksempfinden' auf ihrer Seite haben; zum Verständnis auch nur jener besonders augenfälligen Er-

---

legenden, Antworten zu 'erledigen' sind, gehört wohl auch mit zu jener Pathologie des Normalen, die Freud als Möglichkeit nicht ausschließen wollte und deren Realsein Adorno offensichtlich schien. Die Ursache solchen Reagierens, das durchaus auch psychologischer Erklärung bedarf, weil es nämlich Psychologisches beinhaltet, kann freilich nicht auf der Ebene gefunden werden, die der Psychologie zugänglich ist, sondern nur dort, wo das Verhältnis von Lohnarbeit (zu der auch wissenschaftliche Forschung zählt) und Kapital ins Blickfeld gerät.

149) Relativ weit verbreitete Denk- und Verhaltensweisen werden quasi automatisch als nicht-kranke angesehen; wie fragwürdig das ist, läßt sich eigentlich unschwer einsehen. Nehmen wir nur einen gewöhnlichen Antisemiten; das ist doch ein klinischer Fall; ebenso ein Befürworter der Todesstrafe. Und wie steht es mit dem Geisteszustand desjenigen, der allen Ernstes an Astrologie glaubt oder an die soziale Marktwirtschaft?

krankungen kann sie schwerlich etwas beitragen. Die individuelle Geisteskrankheit kann nur begreifen, wer sie im Zusammenhang mit einer umfassenderen sieht. Der Wahn ist ein gesellschaftlicher.

Wenn, nach einer Untersuchung des Instituts für Sonderschulpädagogik der Universität Marburg (geleitet von Prof. H. v. Braken), ein Fünftel aller Erwachsenen in der BRD es für gut hält, geistig behinderte Kinder möglichst früh sterben zu lassen (also gegen Euthanasie vermutlich wenig einzuwenden hätte) und in dieser Meinung von weiteren fünfzig Prozent mit Modifizierungen unterstützt wird [150], so fragt sich doch wirklich, welcher geistige Zustand bei diesen rund 75 % der Bevölkerung, die an ihrer geistigen Gesundheit gewiß nicht zweifeln, zu diagnostizieren wäre. -

Erich Wulff hat in seinem Aufsatz 'Psychopathie? - Soziopathie?' [151] zu zeigen versucht, daß im allgemeinen psychische Gesundheit mit dem Geisteszustand der Mittelschicht gleichgesetzt wird, der als Normopathie [152] bezeichnet werden kann. Folgerichtig wird die Angleichung an das Normalverhalten, das Normverhalten, der Mittelschicht als Weg zur Erlangung psychischer Gesundheit angesehen [153]. Die Therapie selber wird bestenfalls zu einer "Art von wohlstandsgesellschaftlichem Reformismus" [154], der sein Ziel jedoch gar nicht

---

150) Zit. in der Frankfurter Rundschau v. 14.10.72.
151) In: Das Argument 71, 1972, S. 62-79.
152) Wulff definiert Normopathie als "sadomasochistisch identifikatorische(n) Unterwerfung unter die jeweils angebotenen Konventionen, Normen und Werte"; sie wird bestimmt durch "die Verschleierung von Widersprüchen, die Glättung von Konflikten durch verbale Erledigungsriten, die zwangshafte Überidentifikation mit dem Vater" etc. (Vgl. Wulff, a.a.O., S. 77.)
153) Wulff sagt dagegen: "Spießermief, Hobbykult, die eingezäunten kleinen Freiheiten und die begrenzten Ausbrüche, die Grüne-Witwen-Zivilisation und die Cocktailkommunikation, der milde Alkoholismus und der milde Beruhigungsmittelmißbrauch, die kanalisierte Kontaktmoral und der ihr entsprechende soziale Autismus außerhalb von vorprogrammierten Situationen, das sind doch wohl kaum Zeichen psychischer Gesundheit?" (Wulff, a.a.O., S. 77.)
154) Wulff, a.a.O., S. 77.

erreichen kann, weil "auf der Grundlage des gesamten ökonomischen und politischen Systems", in dem Mittel- und Oberschicht (um hier bei dieser unpräzisen Einteilung zu bleiben) nur aufgrund der Existenz der Unterschicht überhaupt stets wieder sich zu regenerieren vermögen, die "Forderung nach Mittelschichtverhältnissen für alle"[155] niemals einlösbar ist. - Die Identifizierung von Mittelschichtverhalten mit psychischer Gesundheit findet ihre Entsprechung in der Gleichsetzung von "Unzufriedenheit der Arbeiter mit dem Arbeitsplatz oder mit Vorgesetzten" mit einem Mangel an psychischer Gesundheit, was letztlich darauf hinausläuft, "berechtigte Forderungen der Arbeiter durch Krankerklärung vom Tisch zu wischen"[156]. - Auch hier also wird angepaßt mit gesund gleichgesetzt, unangepaßt mit krank. Aus dem Handeln des 'Aufsässigen' wird geschlossen, dieser könne nicht mehr ganz richtig im Kopf sein; nicht geschlossen wird daraus, daß die sozialen Verhältnisse (gerade auch diejenigen am Arbeitsplatz, denen die private Aneignung von (relativem) Mehrwert zugrundeliegt, und die selber allen anderen gesellschaftlichen Beziehungen zugrundeliegen) noch nicht die richtigen sind.

Daß tatsächlich psychische Störungen in den sogenannten Unterschichten überproportional zu diagnostizieren sind, - wobei die schweren Störungen, vor allem die Psychosen, vorherrschen[157], dürfte vornehmlich eben darauf zurückzuführen sein; die pathogenen sozialen Faktoren liegen schon im Arbeitsverhältnis selber[158]. Doch eine

---

155) Wulff, a.a.O., S. 77. (Die angeführten Aufsätze Wulffs sind, zusammen mit anderen vom selben Autor, nun in einem Sammelband, 'Psychiatrie und Klassengesellschaft', Frankfurt, 1972, erschienen.)

156) R. Seidel, Bedingungen für die Prävention psychischer Störungen, Argument 71, S. 20. - Vgl. H. Abholz, Die Rolle des industriellen Arbeitsplatzes für die Ätiologie psychischer Erkrankung, Das Argument 60, 1970, S. 142-151.

157) Vgl. Seidel, a.a.O., S. 24-33.

158) Werden Arbeiter aus diesen durch Ausbeutung gekennzeichneten Arbeitsverhältnissen entlassen und zur Arbeitslosigkeit gezwungen, wie sie zuvor zur entfremdeten Arbeit gezwungen wurden,

monokausale Erklärung greift m.E. zu kurz; so wenig geleugnet werden soll, daß durch die besonders schlechte soziale Situation, in der die 'Unterschichten' sich befinden, überdurchschnittlich viele und starke bzw. schwere psychische Störungen hervorgerufen werden, so sehr muß darauf insistiert werden, daß in der Diagnose und in der Wahl der Therapie, die fast ausschließlich von der Mittel- oder der Oberschicht entstammenden Ärzten vorgenommen werden, noch dazu eine Selektion erfolgt, die Angehörigen der unteren Schichten jene Krankheitsformen gleichsam zuteilt, welche etwa nicht in den Arbeitsbereich der Psychoanalyse fallen. - Keupp und Bergold führen in ihrem Aufsatz 'Probleme der Macht in der Psychotherapie unter spezieller Berücksichtigung der Verhaltenstherapie'[159] eine Untersuchung[160] an, in der das Verhältnis von

---

so steigt die Zahl der psychischen Störungen noch an. - Vgl. H. Strotzka/I. Leitner, Sozialpsychiatrische Auswirkungen einer akuten ökonomischen Krise, Wiener Medizin. Wochenschrift, 1969; zit. b. Seidel, a.a.O., S. 26.

159) In: Bachmann, Psychoanalyse u. Verhaltenstherapie, Frankfurt, 1972, S. 105-141. - Für einen umfassenderen Überblick über die Verhaltenstherapie vgl. P. Fürstenau, Probleme der vergleichenden Psychotherapieforschung, X Verhaltenstherapie, in: Bachmann, S. 47-58; R. Cohen, Grundlagen der Verhaltenstherapie, in: Bachmann, S. 87-105; L. Blöschl, Grundlagen und Methoden der Verhaltenstherapie, Bern-Stuttgart-Wien, 1970; J. Wolpe, Praxis der Verhaltenstherapie, Bern-Stuttgart-Wien, 1972. - Wenn zuvor von einem Theorieverzicht der Verhaltenstherapie die Rede war, so sollte damit keineswegs bestritten werden, daß die Verhaltenstherapie ihre Technik (Belohnung, Bestrafung, Konditionierung etc.) theoretisch fixiert und, wenn auch oberflächlich, reflektiert; diese Technik jedoch ist von der realen (Krankheits-)Situation z.B. der Neurotiker, zu deren Behandlung sie verwendet wird, unabhängig; sie ist von außen herangetragen an bestimmte Symptome und Krankheitsverläufe, die in der 'Theorie' der Verhaltenstherapie überhaupt nicht analysiert werden; in ihr wird nur die Technik der Behandlung, nicht die Struktur ihres Objekts, thematisiert; indem die Methode der Sache selbst äußerlich bleibt, nicht aufgrund der Beschaffenheit des Gegenstandes (der psychischen Störung des Patienten) entwickelt wurde, greift auch die Methodenreflexion im Grunde zu kurz; der Verzicht auf genaue Analyse der Struktur des Untersuchungsobjektes macht es unmöglich, zu überprüfen, ob die Methode bzw. die Behandlungsweise

Schichtzugehörigkeit und Therapieform anhand von etwa zweitausend Patienten deutlich gemacht wird. Dabei konnte nachgewiesen werden, daß die Angehörigen unterer sozialer Schichten in den psychiatrischen Institutionen deutlich überrepräsentiert sind, während es für sie "gezielte, auf die Probleme des einzelnen Patienten abgestellte therapeutische Programme" kaum gibt [161]. "Das psychotherapeutische Angebot ist das Angebot für die bürgerlichen Sozialschichten" [162].

---

dieser adäquat ist; ja nicht nur wird die Methode nicht aus der Struktur des gegebenen 'Forschungsgegenstandes' abgeleitet, - es besteht sogar die Tendenz, die Struktur des Objekts aus der vorgegebenen Methode abzuleiten (vgl. Görres, Psychoanalyse u. Verhaltenstherapie, in: Bachmann, S. 74). Durch die Reduktion ihrer Theorie und Praxis auf Methode fällt Wissenschaft auf eine vorwissenschaftliche Stufe zurück; ihr Verlangen nach unvermittelter und problemloser Fruchtbarkeit verleitet sie zur Selbstkastration. - In so geartetem Theorieverzicht zeigt sich die Affinität solcher Verfahren wie der Verhaltenstherapie zum Positivismus, - eine Affinität, die Görres ganz unbefangen zugibt, wenn er sagt, daß ein besonderer Vorteil der Verhaltenstherapie gegenüber der Psychoanalyse darin bestehe, daß ihre weniger spekulativen Grundprinzipien besser (als die der Psychoanalyse) den "Vorschriften der modernen Wissenschaftstheorie" (also wohl der Poppers, Alberts, Hempels etc.) entsprechen. (Vgl. Görres, a. a. O., S. 76.)
Im übrigen muß natürlich gewiß eher Theorie ihre Berechtigung und Qualität durch Praxis erweisen als umgekehrt. Ein Bemühen der Verhaltenstherapie um bessere Theorie müßte ihre Praxis verändern.

160) A. B. Hollingshead, F. C. Redlich, Social class and mental illness, New York, 1958.

161) Keupp/Bergold, a. a. O., S. 112.

162) Keupp/Bergold, a. a. O., S. 112. - Die angeführte Statistik sieht folgendermaßen aus:

Soziale Schicht	Psychotherapie	Organische Therapie	Institutionel. Verwahrg. ohne Therapie
I (Oberschicht)	73,7 %	10,5 %	15,8 %
II	81,7 %	11,4 %	6,9 %
III	52,7 %	28,7 %	18,6 %
IV	31,7 %	37,1 %	31,8 %
V (Unterschicht)	16,1 %	32,7 %	51,2 %

H. L. Ansbacher hat (in 'The significance of the socio-economic status of the patients of Freud and of Adler', 1959; zit. b.

Dem Mitglied der bürgerlichen Klasse kann infolge seiner immer schon durch Privilegien vielerlei Art gekennzeichneten Lebenssituation psychiatrische Be- bzw. Mißhandlung [163], die mit Isolation von der übrigen Gesellschaft verbunden ist und oft allein mittels Drogen [164] oder Elektroschocks etc. erfolgt, im allgemeinen er-

---

M. L. Moeller, Krankheitsverhalten bei psychischen Störungen und die Organisation psychotherapeutischer Versorgung, Argument 71, S. 88-110) nachgewiesen, daß von Freuds Patienten ungefähr 74 % der Oberschicht, nur 3 % der Unterschicht, angehörten. "Es ist (...) hauptsächlich ein bürgerliches Ich, das für die Analyse vertragsfähig ist. Nur dieses Ich ist in der Lage, die Zeit für die Wiederholung der infantilen Konflikte aufzubringen, die Termingestaltung zu akzeptieren und mit dem Analytiker auf dem gleichen Sprachniveau zu kommunizieren, weil der Analytiker prinzipiell dieselbe Sozialisation durchlaufen hat." (R. Wolff/K. Hartung, Psychische Verelendung und die Politik der Psychiatrie, Kursbuch 28, S. 75; vgl. auch a. a. O., S. 25-27.)

163) Vgl. 'Autobiographie eines Entkommenen', Kursbuch 28, S. 150 -164; E. Goffman, Insassen, a. a. O., S. 167-186; sowie Ronald D. Laing, Phänomenologie der Erfahrung, Frankfurt, 1969, S. 91-120; David Cooper, Psychiatrie und Anti-Psychiatrie, Frankfurt, 1971, S. 27-100.

164) Vgl. F. C. Redlich/ D. X. Freedman, Theorie und Praxis der Psychiatrie, Frankfurt, 1970, passim; bes. S. 13-189, S. 666-872 u. S. 1069-1155.
Aufschlußreich genug ist, daß die Behandlung mit Psychopharmaka auch bei Häftlingen, Straffälliggewordenen, erfolgt und als Ersatz für die Anwendung von physischer Gewalt empfohlen wird. So hat ein parlamentarischer Untersuchungsausschuß in Hamburg geraten, kranke und renitente (renitent = krank?) Häftlinge häufiger mit Psychopharmaka 'ruhigzustellen'; diese Empfehlung wurde ausgesprochen, nachdem im Hamburger Untersuchungsgefängnis schon mehrere Häftlinge umgekommen (bzw. umgebracht worden) waren. - Auch in der Psychiatrie tritt die 'Behandlung' mit Psychopharmaka mehr und mehr an die Stelle von körperlicher Gewaltanwendung; sie ist unauffälliger und hat wenigstens den Anschein des Wissenschaftlichen. Die (Schein-)Behandlung psychischer Störungen (z. B. auch schon der Nervosität oder Schlafstörungen) mit Psychopharmaka ist freilich nicht auf psychiatrische Kliniken beschränkt; im Vorfeld derselben wird ein großes Quantum von kaum mehr überschaubaren Sorten 'schwacher' Psychopharmaka zur Anwendung gebracht, die sogenannten Beruhigungsmittel, für die Reklame gemacht werden darf wie für Seife oder Nylonstrümpfe. Die Selbstbetäubung ist eine Massenerscheinung.

spart bleiben, während Angehörige der Arbeiterklasse oft auch dann vorzugsweise in psychiatrische Anstalten eingewiesen werden, wenn sie einer Therapie dringend bedürften, die nicht durch Isolation bestimmt ist, sondern durch Kommunikation. Die 'armen Irren' sind tatsächlich in der Hauptsache die 'irren' Armen, die nach Besitz und Bildung Benachteiligten. - Da die "traditionellen psychotherapeutischen Verfahren nur für Personen mit einer spezifischen sozialen Prägung geeignet"[165)] zu sein scheinen, wird in Diagnose

---

165) Keupp/Bergold, a.a.O., S. 112.
Diese spezifische soziale Prägung, wie sie im Bürgertum erfolgt, schafft einerseits die Disposition für bestimmte Krankheitsformen, andererseits die Bereitschaft und Fähigkeit, diesen entsprechende Therapieformen zu durchlaufen, also z.B. im psychoanalytischen Dialog die Krankheitsgeschichte aufzuarbeiten. - Dem Studienrat oder Rechtsanwalt stellt der Psychoanalytiker als gleichrangige Bezugsperson sich dar, mit der 'herrschaftsfreie Kommunikation' in Grenzen möglich ist; für den Arbeiter kann der, fast in jedem Fall sowieso schon einer anderen Klasse entstammende, Analytiker nur als Herrschaftsträger kenntlich werden; jener kann überdies nicht so ohne weiteres auf demjenigen Sprachniveau sich artikulieren, das dem Psychoanalytiker und seinem Mittel- oder Oberschichtpatienten von vorneherein gemeinsam ist (die Schichtbegriffe werden hier nicht als optimale zum Zweck präziser Bestimmung der Klassenzugehörigkeit verwendet, sondern als ganz vage Näherungswerte). So liegt es nahe, daß der Psychoanalytiker bürgerliche Patienten bevorzugt und dazu neigt, solche aus den Unterschichten abzuweisen bzw. in andere therapeutische Institutionen abzuschieben. - H. Strotzka schreibt in seinem Aufsatz 'Fortschritte der Neurosentherapie' (in: Bachmann, a.a.O., S. 64): "Sehr entscheidend ist (...) die ökonomisch-gesellschaftliche Situation, in der die Behandlung vor sich geht. In einer freien Marktwirtschaft rekrutieren sich Patienten für langdauernde Psychoanalysen einerseits aus gehobenen Schichten, die sich eine solche Therapie leisten können, und dementsprechend haben sie meist auch ein hohes Bildungsniveau und eine differenzierte Verbalisierungsfähigkeit, andererseits sind sie so hoch motiviert, daß ihnen für eine Heilung kaum ein Opfer zu groß ist." Folgerichtig meint Strotzka: "Die Psychoanalyse klassischer Form ist in erster Linie ein Instrument der Forschung und Ausbildung. Als Therapie ist sie schon aus ökonomischen Gründen nur selten unausweichlich indiziert." (Strotzka, a.a.O., S. 58.) Man kann sich unschwer denken, bei welchen Patienten sie nicht unausweichlich indiziert ist, für welche (aus ökonomischen Gründen vor allem) eine psychoanalytische Kurzbehandlung oder gleich die Einweisung in die psychiatrische Anstalt als geeignet ange-

und Therapiezuweisung nicht allein nach Krankheitsformen selektiert, sondern zugleich nach Klassenzugehörigkeit [166]. (Dies ist freilich nicht der einzige Grund; die mannigfachen anderen Gründe können hier jedoch nicht exakt benannt werden; sie sind aber naheliegend genug.)

Indem die Psychoanalyse solcher klassenspezifisch bestimmten Zuweisung von Behandlungsmethoden sich unterwirft, sie durch die bürgerliche Ausrichtung ihrer Technik [167] auch noch begünstigt, wird von ihr die Teilung in Klassen sanktioniert, und werden durch jede Analyse hier und psychiatrische oder verhaltenstherapeutische Behandlung dort die Klassenschranken noch befestigt und unüberwindlicher gemacht [168]. Die Psychoanalyse, die anhand bürgerlicher Patienten entwickelt worden war und im weiteren nahezu ausschließlich diesen zugute kam, stellte und stellt nach wie vor ein Stück Befreiung dar; zugleich aber taugt sie, aufgrund ihrer Beschränkung auf die 'Heilung' von bürgerlichem Bewußtsein und den daraus sich ergebenden Konsequenzen, zur Erhaltung der kapitalistischen Form

sehen wird.

166) Vgl. R. Wolff/K. Hartung, a.a.O., VII Therapie als gesellschaftliche Praxis. 2. Therapie und Klassenlage, S. 71/72. Dort heißt es unter anderem: "Einer der möglichen Gründe" für die Unterrepresentation von Arbeitern in der psychoanalytischen Behandlung) "scheint in der ablehnenden Haltung vieler Psychotherapeuten gegenüber diesen Patienten zu liegen. Sie messen sie an ihren eigenen verabsolutierten Mittelstandsnormen" (vgl. Fußnoten 152 u. 153), "fühlten sich von deren vulgärer Sprache, ihren gewalttätigen Ausbrüchen - und manchmal auch durch deren Apathie und Passivität abgestoßen. Insgesamt waren alle interviewten Psychotherapeuten verärgert über die Unfähigkeit der Unterschichtpatienten, in ihren Kategorien zu denken."

167) Gemeint ist damit z.B. die bestimmte Art der 'nachträglichen Konfliktbewältigung', aber etwa auch die äußere Form der Behandlung (fester Termin, Zuspätkommen gilt als Desinteresse; beeindruckendes Behandlungszimmer; jede Analyse nur gegen Bezahlung etc.).

168) Daß diese im Rahmen des kapitalistischen Systems, das ja auf der Teilung in Klassen beruht und durch deren Aufrechterhaltung sich erhält, nicht zu überwinden (allenfalls zu verschleiern) sind, steht außer Frage.

der Sklaverei. - Dies zeigt, wie eine Theorie, welche die Totalität des gesellschaftlichen Seins nicht zu reflektieren und als für ihre Praxis bestimmend zu begreifen vermag, Werkzeug wird für die Durchsetzung von Partikularinteressen und aufgrund ihres Desinteresses an einer umfassenden wissenschaftlichen Analyse der gegebenen gesellschaftlichen Verhältnisse zu deren Perpetuierung beiträgt. - Dadurch, daß die Theoreme der Psychoanalyse klassenunspezifisch gefaßt sind, dienen sie der theoretischen und praktischen Stabilisierung der Herrschaft der bürgerlichen Klasse, dadurch, daß sie darüber hinaus auch noch gesellschaftsunspezifisch sind, verleihen sie der bestehenden Gesellschaft den Schein des Ewigen, des Unveränderbaren. -

Nicht nur werden von der Psychoanalyse durch das faktische Aussperren potentieller proletarischer Patienten bestehende Klassen- und Herrschaftsverhältnisse nicht unterlaufen, sondern mit Stillschweigen übergangen und folglich akzeptiert, - zudem wird in der Analysesituation selber das Ausüben von Herrschaft reproduziert. Obwohl durch die von Freud entwickelte Form des therapeutischen Dialogs prinzipiell die Möglichkeit besteht, daß Patient und Arzt als gleichberechtigte Partner sich begegnen, hat die konkrete psychoanalytische Behandlungstechnik zunehmend eine Struktur erhalten, welche die Position des Therapeuten, des Analytikers, stärkt, die des Patienten, des Analysanden, schwächt. Jean-Paul Sartre hat einen psychoanalytischen Dialog (nach einer Tonbandaufzeichnung) veröffentlicht, der diese aus Herrschaftsansprüchen und -positionen des Arztes resultierende Dissolidarität zwischen diesem und dem Patienten in extremer Weise veranschaulicht[169]. In seinem Kommentar schreibt

---

169) Vgl. Jean-Paul Sartre, Der Narr mit dem Tonband oder Die psychoanalysierte Psychoanalyse, in: Kursbuch 29, S. 27-35. - Der dokumentierte Fall könnte einen glauben machen, der Satz von Karl Kraus "Die Psychoanalyse ist jene Geisteskrankheit, für deren Therapie sie sich hält." (K. Kraus, Aphorismen, München, 1968, S. 44) entbehre nicht aller Richtigkeit. Doch eine solche Einschätzung, die an spektakulären Teilen der Psychoanalyse mehr orientiert ist als an deren Ganzem, käme über Apercus nicht hinaus.

Sartre: "Da es für den Patienten A. zu keiner Zusammenarbeit zwischen Subjekten kommt, schreitet er zur Tat: er stößt die Behandlung und mit einem Schlag auch die Situation um: in seinem 'psychoanalytischen Dialog' verkehren sich die Rollen: der Analytiker wird zum Objekt" [170]. - Wird ein Grundprinzip der Analyse, jenes nämlich, das Habermas wie folgt kennzeichnete: "Das Subjekt kann eine Erkenntnis vom Objekt nicht gewinnen, ohne daß sie für das Objekt Erkenntnis geworden wäre und dieses durch sie zum Subjekt sich befreit hätte" [171], dadurch aufgehoben, daß der Arzt als Subjekt den Patienten gewaltsam in der Rolle des Objektes hält, so muß die Analyse scheitern, entweder auf die erruptive Weise des von Sartre dokumentierten Falles oder durch die, gewiß weit häufigere, Form des allmählichen 'Im-Sande-Verlaufens' mit einvernehmlichem Abbruch der Behandlung.

Hier liegt der bedeutende Unterschied und zugleich der große Vorteil des 'therapeutic interview' gegenüber dem 'research interview', wie es in der empirischen Sozialforschung praktiziert wird; beim therapeutischen Gespräch ist es mit einem Abfragen von Angaben zur Person und Meinungen über Sachverhalte und Ereignisse nicht getan; es braucht die aktive Mitarbeit des Befragten, dem es möglich sein muß, den Verlauf des Gesprächs mitzubestimmen, ihm eine bestimmte Richtung zu geben, selber auch zum Fragenden zu werden. Die Informationen, welche der Analysand als Antwortender gibt, müssen von ihm selbst auch verarbeitet werden, denn man beschafft sie nicht im Auftrag und Interesse anderer von ihm, ohne daß sie für ihn unmittelbar von Interesse wären, - sie sind vielmehr Material, von dem ausgehend er seine eigene Situation überhaupt erst voll sich bewußt machen kann. Die Informationen, die er über sich gibt, sind zugleich notwendig für ihn. Damit ist auch die Rolle dessen, der die Informationen 'abfragt', eine grundsätzlich andere als im 'research interview'; 'Interviewer' und 'Informant'

---

170) Sartre, a.a.O., S. 34.
171) Habermas, a.a.O., S. 319.

haben zumindest für die Dauer des 'Interviews', also des psychoanalytischen Dialogs, im wesentlichen die selben Interessen. Und schließlich: nicht nur will der 'Interviewer' etwas vom 'Informanten', ebenso will dieser etwas von jenem, - nämlich dessen Hilfe bei seinem Selbstaufklärungsprozeß. - Die Interaktion und Kommunikation zwischen 'Forscher' und 'Forschungsgegenstand' ist bestimmt durch weitgehende Interessenidentität; Manipulation des 'Interviewten' durch den 'Interviewer' schadet der Sache selbst, verhindert, daß das Ziel des 'Interviews' erreicht wird [172].

Gefährdet wird die Analyse durch eine Haltung, die meint, "Arzt sein ist mehr als Patient sein" [173], was im Extremfall zur Entmündigung des Patienten führt. Diese Entmündigung ist schon angelegt in der 'Versuchsanordnung' der Analyse, die den Patienten auf die Couch verbannt, hinter welcher der Analytiker sitzt und den Patienten sieht, ohne von diesem gesehen zu werden [174]. Die Implikationen dieser 'Versuchsanordnung', von der Freud sagt, er habe sie beibehalten, nachdem er die Hypnose aufgegeben hatte [175] (bei der sie ohne Zweifel plausibel ist), hat René A. Spitz in dankenswerter Offenheit deutlich werden lassen: "Der Patient kommt zum Analytiker als Hilfesuchender; er befindet sich in einer hilflosen Lage. Hierauf baute Freud durch zwei unauffällige Kunstgriffe, die in ihrer Einfachheit genial genannt werden müssen, eine überraschende Parallele zur Lage des Säuglings auf. Diese zwei Kunstgriffe sind: 1. die Couch, auf welcher der Patient ganz wie ein Säugling liegt; er hört den Analytiker wohl, sieht ihn aber nicht; er richtet seine Appelle und Ausdrucksmanifestationen wie ein Säugling in den leeren Raum hinein; genau wie ein Säugling ist auch er eines Wesens schattenhaft gewahr. Diesem Wesen schreibt er gemäß

---

172) Genau dies eben macht den psychoanalytischen Dialog zu einem möglichen Modell für Vorgehensweisen von emanzipatorischer Sozialforschung.
173) Vgl. K. Kraus, a.a.O., S. 43.
174) Vgl. Freud, 'Selbstdarstellung', a.a.O., S. 59.
175) Vgl. Freud, a.a.O., S. 58.

der sich verändernden analytischen Situation wechselnde Rollen, ja Identitäten zu. 2. Das andere Hilfsmittel ist die Grundregel: alles zu sagen, was einem in den Sinn kommt (...). Diese Regel wird öfter gebrochen denn eingehalten; aber ihr Ergebnis entspricht dem Verhalten des Säuglings (...). Und gleich dem Säugling kann auch der Patient nicht aktiv werden, er ist auf sein Couch-Kinderbett beschränkt. Nur der Analytiker hat das Vorrecht, einzugreifen oder sich dessen zu enthalten (...), der Patient hat das demütigende Gefühl, daß er gezwungen wird, wieder ein Kind zu sein, und zwar weil er liegen muß, während der Analytiker schon allein dadurch als Erwachsener empfunden wird, weil er sitzt und sich damit auf dem höheren Niveau der Eltern befindet"[176]. Mag dies auch eine

---

176) René A. Spitz, Übertragung und Gegenübertragung, Psyche X, S. 67 f.; zit. in Kursbuch 29, S. 42.
Spitz' Ansicht, daß die beschriebene Situation "zu einem Anreiz, einem Schlüssel, einem Auslöser für die Entstehung von Übertragung wird" und die Regression "nicht nur sehr erleichtert, sondern geradezu herbeiführt", hat sicher etwas für sich. Die Situation auf dem 'Couch-Kinderbett' ist dem Zurückgehen des Patienten auf Kindheitserlebnisse (der Regression) und der damit verbundenen, daran sich anschließenden, Projektion von unbewußt gewordenen Phantasien, Wünschen, Gefühlen, auf den Arzt, dem Wiedererleben früherer Konflikte (Liebes- und Haßbindungen) in der Arzt-Patient - Beziehung (der Übertragung), wahrscheinlich förderlich (vgl. Freud, Über Psychoanalyse, in: ders., Darstell. d. Psychoanalyse, S. 94-101). Auf der anderen Seite bringt diese besondere Situation in der Analyse es aber offenbar auch mit sich, daß der Patient dazu tendiert, dem Analytiker gegenüber sich zu verhalten wie ein Hypnotisierter gegenüber dem Hypnotiseur. "Es kommt dazu, daß der erstere vollkommen gefügig gegen den letzteren wird, gehorsam und gläubig (...)" (Freud, Psychische Behandlung, a.a.O., S. 28; vgl. ders., Über Psychotherapie, a.a.O., S. 37-49). Es ergibt sich das Dilemma, daß eine 'Versuchsanordnung' zum einen zwar einen erfolgreichen Verlauf der Analyse begünstigt, zum andern aber deren Wesen zutiefst widerspricht und ihren wirklichen Erfolg unmöglich macht, indem sie die partielle Selbstbefreiung des Analysanden gerade verhindert (Gefügigkeit gegenüber dem Analytiker, Unterwerfung unter dessen Willen, schafft neue Unfreiheit). - Nachzuprüfen wäre, ob Regression und Übertragung der Infantilisierung des Patienten in der beschriebenen Form tatsächlich bedürfen; vorstellbar ist, daß tendenziell herrschaftsfreie Kommunikation zwischen Patient und Arzt eine freie Assoziation gestatten könnte, welche frühkindliche Konflikte ins Bewußtsein

etwas überspitzte Interpretation sein, so läßt sich doch schwerlich leugnen, daß sie klar aufzeigt, wie die vom gemeinsamen Interesse von Arzt und Patient geforderte und durch die innere Struktur des psychoanalytischen Gesprächs ermöglichte Gleichberechtigung und Zusammenarbeit beider von äußeren Komponenten wie der Plazierung des Patienten auf dem, ursprünglich zum Zweck der Hypnose verwendeten, Ruhebett zurückgenommen und durch ein Herrschaftsverhältnis [177] ersetzt wird. Akzidentielle Momente [178] der analytischen Therapie heben somit deren Essenz auf. - Durch die Unterwerfung des Patienten unter die mit unumstrittener Autorität ausgestattete Gestalt des Arztes ist die Bedingung geschaffen, welche radikal kritische Psychoanalyse verbietet und es erlaubt, an deren Stelle ein Aufarbeiten seelischer Konflikte zu setzen, welches davon absehen kann, "daß die Umgebung des Kranken gewöhnlich das größte Hindernis seiner Gesundung ist", und eine "Realitätsanpassung" erstrebt, die nichts anderes meint als die "völlige Unterwerfung unter die gleichen gesellschaftlichen Forderungen" (...), "die die Neurose erzeugt haben" [179]. - In Fragen der analytischen Technik selbst wird entschieden, welche Stellung Psychoanalyse bezieht, die von Kritik oder die der Apologetik. Schlägt sie sich auf die Seite der 'Autoritäten', reproduziert sie Herrschaftsverhältnisse

---

hebt, ohne daß der Patient darum genötigt wäre, vor der Autoritätsperson Arzt unterwürfig auf die Couch zu sinken.

177) Vgl. Keupp/Bergold, a.a.O., S. 119-137.

178) Zu denen beispielsweise auch das Profitinteresse des Analytikers und seine autoritäre Charakterstruktur gezählt werden können (vgl. Kursbuch 29, Dossier: Auf der Couch (und dahinter), S. 23-100). Momente, die der eigentlichen Analyseform (gleichberechtigtes therapeutisches Gespräch, Reflexion in Kommunikation) äußerlich sind, können diese schließlich bis in ihr Innerstes verändern, - schon dadurch, daß die Beziehungen zwischen Patient und Arzt verdinglicht werden (der Arzt ist Verkäufer, der Patient Käufer, die Analyse die Ware; Arzt und Patient werden beide für einander und für sich selber Objekt); freilich: "Die radikale Verdinglichung produziert ihren eigenen Schleier von Unmittelbarkeit und Intimität" (Adorno, Dissonanzen. Musik in der verwalteten Welt, Göttingen, 1969, S. 24).

179) W. Reich, Dialekt. Materialismus u. Psychoanalyse, a.a.O., S. 185/86.

und -verhalten in der Behandlung, so gibt sie ihre kritische und emanzipatorische Intention auf und wird zum Instrument von Repression. Gesellschaftskritische Wendungen in der psychoanalytischen Theorie dienen dann lediglich der Verschleierung einer affirmativen und systemstabilisierenden Praxis. - An die Stelle der intendierten Selbstaufklärung tritt die Verklärung scheinbar naturgegebener Verhältnisse, die hingenommen werden müssen; es wird nicht ein Schritt zur Selbstbefreiung getan, sondern Unterwerfung gefordert. Zweck der Behandlung ist optimale Anpassungsbereitschaft. Das Credo der affirmativen Therapie lautet: "Der Kranke muß irgendwie wieder gesund, d.h. er muß möglichst mit 'dem Leben' fertig werden können"[180]. Damit diejenigen, welche ihn am richtigen Leben hindern, möglichst störungsfrei mit ihm fertig werden können. - Die Regression auf die infantile Bewußtseinsstufe, die mit den von Spitz erwähnten beiden Kunstgriffen Freuds erreicht werden soll, ist ein Mittel, mit welchem eine Realitätsanpassung des Erwachsenen angestrebt wird, welche diesen dazu zwingt, mit all jenen Verhaltensweisen endgültig Schluß zu machen, die, bei aller Repression in der Erziehung, den Kindern zumeist noch zugebilligt werden. Der Analysierte soll den äußeren Zwang, auf den er zwanghaft reagierte, internalisieren; ein Ausweichen vor dem Unausweichlichen darf es nicht länger geben. Ziel der Analyse ist die volle (Wieder-) Herstellung der Arbeitskraft; der Patient wird, als geheilt entlassen, hinausgeschickt ins 'feindliche Leben', auch wenn dieses mittlerweile seinerseits lebensfeindlich geworden ist, Leben zerstört. Nicht wird er dazu befähigt, sein Leben zu ändern, indem er an der Veränderung der Lebensverhältnisse aller mitarbeitet. Realitätsanpassung[181], so verstanden, meint Akzeptieren der Realität, so, wie sie ist, meint Unterwerfung. Gesund heißt danach funktionsgerecht im Sinn und Interesse der herrschenden Klasse (zu der freilich mancher Patient selber gehört), wiederhergestellt

180) R. Wolff/K. Hartung, a.a.O., S. 69.

181) Solche Realitätsanpassung geht einher mit Realitätsverlust; um die bestehende Realität akzeptieren zu können, muß man sich Illusionen über sie machen.

bedeutet wieder voll ausbeutbar. Es gibt keine 'ungewöhnlichen Reaktionsweisen' auf 'gewöhnliche Umstände' mehr, der Patient hat sich nun voll in der Gewalt und tut sich damit, ohne daß es dazu äußeren Zwangs noch bedürfte, selbst Gewalt an. Er ist keine Dissonanz mehr in der prästabilierten Harmonie. Man kann wieder mit ihm rechnen.

Psychoanalyse, die nicht imstande oder willens ist, Aufklärung über persönliche Konflikte mit der Einsicht in diesen zugrundeliegende gesellschaftliche Konflikte bzw. Antagonismen zu vermitteln und die Notwendigkeit sichtbar und erfahrbar zu machen, Bewußtseinszustände zu ändern, indem das gesellschaftliche Sein verändert wird, bleibt stecken in bürgerlicher Aufklärung, die meint, es sei mit der Arbeit am Bewußtsein schon getan. Ganz folgerichtig ist die Anpassung, welche solche Psychoanalyse bezweckt und auch nur bewerkstelligen kann, eine an die Bedingungen der Ausbeutung.

Freuds Forderung "Wo Es war, soll Ich werden"[182] zielt auf die Schaffung eines intakten, selbstsicheren, bürgerlichen Ichs, dessen Voraussetzung ein gut funktionierendes Über-Ich ist. Gesellschaftliche Vorschriften, tradierte Normen und Werte, gewohnte Verhaltensweisen, auch die herrschenden Vorstellungen von Gesundheit des Geistes und psychischer Normalität[183], dürfen nicht in Frage

---

182) Freud, Neue Folge der Vorlesungen zur Einführung in die Psychoanalyse, Ges. Werke, Bd. XV, S. 86.
183) Zur Frage der Normalität meint Laing: "Was wir normal nennen, ist ein Produkt von Verdrängung, Verleugnung, Isolierung, Projektion, Introjektion und anderen Formen destruktiver Aktion gegen die Erfahrung (...). (...) Die Gesellschaft schätzt ihre normalen Menschen. Sie erzieht Kinder dazu, sich selbst zu verlieren, absurd zu werden und so normal zu sein. Normale Menschen haben in den letzten fünfzig Jahren vielleicht hundert Millionen normale Mitmenschen getötet." (Laing, a.a.O., S. 20/21; vgl. Laing, Das geteilte Selbst, Köln, 1972.) Zum Problem der psychischen Gesundheit schreibt Cooper: "Wir müssen die Gesunden etwas näher betrachten. Außerstande einen logischen Zusammenhang zu entdecken, sehen wir, daß dazu bezeichnenderweise die Familien der Patienten, Arbeitgeber, praktische Ärzte, Beamte des psychiatrischen Gesundheits-

gestellt werden, soll nicht die neu gewonnene Sicherheit und Festigkeit des Ichs, die in der herkömmlichen Analyse zu erreichen ist, in Gefahr geraten. So notwendig der Aufbau eines Über-Ichs, das infolge der Übernahme und Verinnerlichung geltender Regeln und Wertvorstellungen, welche dann zu dem führen, was Gewissen genannt wird, sich herausbildet, auch ist, um aus dem Kind ein echt soziales Wesen zu machen, so unerläßlich ist die, zumindest teilweise, Destruierung eines Wertsystems, das bürgerlichen Ursprungs und Inhalts ist, damit im Vollzug der politischen - und das heißt: der sozialen - Emanzipation das Individuum nicht auf der Stufe bür-

---

wesens, die Polizei, Schiedsmänner, Sozialarbeiter, Psychiater, psychiatrisches Pflegepersonal und viele andere gehören." (Cooper, a.a.O., S. 31.) Cooper zeigt anhand von Beispielen den Zusammenhang von sozialer Situation (vor allem in der Familie) und sogenannter Geisteskrankheit, die Isolierung in der psychiatrischen Klinik 'nötig' macht, auf und resümiert: "In einem bemerkenswerten Maße hat die 'Krankheit' oder Unlogik des Schizophrenen ihren Ursprung in der kranken Logik anderer Leute. (...) Die These von einer Krankheitseinheit setzt Symptome voraus, und die Familie liefert sie in erschreckender Anzahl. Als schizophrenes Symptom gilt buchstäblich alles, was der Familie unerträgliche Angst wegen der Unabhängigkeitsbemühungen eines ihrer Abkömmlinge verursacht. Diese Verhaltensmerkmale schließen gewöhnlich Aggressivität, Sexualität und ganz allgemein jegliche Form autonomer Selbstbehauptung ein; sie mögen ganz eindeutig Ausdruck der Bedürfnisse eines heranwachsenden Menschen sein, aber in gewissen Familien sind selbst diese völlig unannehmbar und müssen, falls erforderlich mit verzweifelten Mitteln, zunichte gemacht werden. Eine höchst angesehene und ohne weiteres zur Verfügung stehende Form der Vernichtung ist es, ein solches Verhalten als 'krank' zu bezeichnen. Der Kranke wird dann mit Hilfe verschiedener sozialer und medizinischer Gremien aus der Familie entfernt, und es bleibt der Familie überlassen, alle Hilfsquellen des Selbstmitleids wegen der Tragödie, die über sie hereingebrochen ist, aufzutun - über sie hereingebrochen natürlich wegen der Fügung Gottes, die unerklärlich und ohne Beziehung zu den tatsächlichen Bedürfnissen anderer Familienangehöriger waltet." (Cooper, a.a.O., S. 38/39.) Ungewollt dürfte etwas Richtiges getroffen worden sein, als es im Journal of Mental Science von 1904 hieß: "Schizophrenie wird durch die Tatsache verursacht, daß junge Leute ihren Eltern nicht mehr gehorchen." (Zit. b. Cooper, a.a.O., S. 62.)

gerlichen Bewußtseins stehenbleibt. Die Forderung, daß dort, wo Es ist, Ich sein solle, ist deshalb zu ergänzen durch eine weitere, weitergehende: aus Über-Ich soll Ich werden, was bedeutet, die ungeprüft übernommenen und zum größten Teil unbewußt gebliebenen Gebote der Gesellschaft - und also im wesentlichen die der herrschenden Klasse - müssen der Kritik unterzogen werden; das Ich muß sein Normensystem und seine Verhaltensdispositionen bewußt machen und überprüfen können. Es würde dann wohl dazu kommen, auch selbstverständlich gewordene Denk- und Verhaltensweisen in Frage zu stellen und gegebenenfalls durch neue zu ersetzen, die wiederum, in der politischen Aktion und Kommunikation mit anderen, zur Schaffung eines neuen, revolutionären, Wertsystems oder, wenn man so will, zur Bildung eines neuen Über-Ichs, führen könnten. - Um dies erreichbar zu machen, bedarf es einer psychoanalytischen Therapie, welche die Einsichten der Psychoanalyse zu verbinden vermag mit den Methoden und Resultaten historisch-materialistischer Gesellschaftsanalyse und kraft dieser Synthese die Heilung psychischer Erkrankungen in Angriff nehmen kann, ohne damit zugleich jene Verhältnisse zu verteidigen, welche diese hervorbrachten [184]. - Die allgemein übliche Form der psychoanalytischen Behandlung dagegen kann wohl nur der Reintegration des Patienten in jenes System dienlich sein, das ihn zum Patienten machte. Sie zu übernehmen hieße, bürgerliches Individuum sein und bleiben zu wollen.

Wenn nun aber die Realisierung einer solchen Verbindung von Gesellschaftsanalyse und Psychoanalyse, auch in der Therapie, nicht unmittelbar bevorsteht, - woran Zweifel kaum erlaubt sind -, inwiefern kann die Psychoanalyse dann überhaupt für uns von Interesse sein?

Zum ersten wäre die eingehende Beschäftigung und Auseinanderset-

---

184) Eine solche Synthese dürfte Veränderungen der psychoanalytischen Behandlungsmethoden bis in Detailfragen hinein zur notwendigen Folge haben.

zung mit der Psychoanalyse für die sozialwissenschaftliche Forschungspraxis von Nutzen. Lernen könnten z. B. Sozialwissenschaftler, die Untersuchungen im Interesse der 'Untersuchten', zusammen mit ihnen und für niemanden als sie, durchführen wollen, bislang jedoch der traditionellen Methoden empirischer Sozialforschung sich bedienten, die dafür nicht entwickelt wurden und nicht taugen, von der Methode des analytischen Gesprächs. Kritischen Sozialwissenschaftlern, die empirische Sozialforschung nur als politische Aktion begreifen können [185], muß es darum gehen, eine Informations-

---

185) Vgl. W. Fuchs, Empirische Sozialforschung als politische Aktion, in: Soziale Welt 21/22, Göttingen, 1970/1, S. 1-18. Fuchs zeigt, daß die empirische Sozialforschung nicht etwa erst durch fortschrittliche Sozialwissenschaftler zu einer politischen Aktion gemacht wird, sondern dies per se immer schon ist; er macht deutlich, daß "die Interaktion des Forschers mit dem Forschungsgegenstand selbst eine politische Dimension hat" (Fuchs, a.a.O., S. 2). Diese politische Dimension wird dadurch unkenntlich zu machen versucht, daß für die Zeit der Forschungssituation (z.B. des Interviews) ein "statisches Modell von Interaktion" (Fuchs, a.a.O., S. 7) Gültigkeit erhält; es beruht auf der abwegigen Vorstellung, "daß der Forscher für kurze Zeit die Versuchsperson aus ihrem normalen sozialen Kontext herausnehmen, sie unverbindlich und risikolos geplanten Stimuli aussetzen könne, die Versuchsperson unverbindlich und risikolos antworten dürfe, und dann beide unverändert in die Verbindlichkeit des sozialen Kontextes zurückgehen könnten." (Fuchs, a.a.O., S. 7.) Unterstellt wird dabei, Menschen könnten untersucht werden, z.B. auf politische Einstellungen hin, wie jene Objekte der Natur, deren Untersuchung Aufgabe der Naturwissenschaften ist (selbst in den Naturwissenschaften hat jenes statische Modell keine unbegrenzte Gültigkeit; eine Versuchsanordnung, die es dem Forscher erlaubt, Objekte zu untersuchen, ohne diese dabei zu verändern, und ohne daß er selber im Verlauf des Experiments oder der Beobachtung verändert würde, ist nicht in jedem Bereich möglich; so werden z.B. in der Atomphysik die Untersuchungsobjekte durch die 'Untersuchungssubjekte' (in diesem Fall die Meßgeräte) beeinflußt, verändert; das Untersuchungsinstrument ist damit dem zu untersuchenden Prozeß nicht in der Weise äußerlich, wie es von neopositivistischen Methodologen (Ideologie liegt gerade in der Methodologie) auch für die Sozialforschung postuliert und tatsächlich offenbar sogar für möglich gehalten wird). Indem solchermaßen methodologische Postulate der Naturwissenschaft auf die Sozialwissenschaft übertragen

gewinnung, die sich nicht scheut, mit Überrumpelungs- und Mitläufereffekten etc.[186] zu arbeiten, und damit betrügerische Techniken

---

werden, ist es möglich, beispielsweise tatsächliche Veränderung in der Untersuchung als Nicht-Veränderung erscheinen zu lassen, sozialen Prozeß als statische Situation. Die nicht--emanzipatorische Wirkung sozialwissenschaftlicher Forschung wird in den methodologischen Postulaten der Wissenschaftstheorie (der Analytischen Wissenschaftstheorie Poppers z.B.) als, ausgehend von den Kriterien strenger Wissenschaftlichkeit, einzig mögliche angenommen; die Forschungspraxis wird auf eine Theorie verpflichtet, die, orientiert an den Methoden der Naturwissenschaft, die Nicht-Veränderung des Objekts durchs Subjekt vorschreibt, damit jedoch nichts anderes als Legitimationsfunktion erfüllt für eine sozialwissenschaftliche Praxis, der sie sich verpflichtet hat, um die Veränderung, welche diese jeweils bewirkt, zu verschleiern.
"Gerade wenn es gelingt, die neue Erfahrung, die die Versuchsperson in der Erhebungssituation hatte, und ihre Konsequenzen auf ihre emotionale und kognitive Verfassung wieder auszugleichen, den status quo ante wieder herzustellen" (was vollständig freilich nie gelingen dürfte), "ist dies ein Lernprozeß eigener Wichtigkeit, eine Veränderung der Versuchsperson. Die methodischen Regeln der empirischen Sozialforschung - Forschungsethik und Sicherung der Validität - dienen im Kontakt mit dem Untersuchungsfeld insgesamt der Erhaltung des status quo der gesellschaftlichen Verhältnisse." (Fuchs, a.a.O., S. 7.)
"Hat man sich im Interview ausgesprochen, in der Gruppendiskussion seinem Herzen Luft gemacht, konnte man sich im Tiefeninterview zu abweichendem Verhalten bekennen, fühlt man sich akzeptiert und verstanden in der Versuchsanordnung der Sozialforschung, hält man den Zwang zur Anpassung wieder einige Zeit aus. Gerade solche Konformismus stabilisierende Wirkungen übt die Sozialforschung unter Umständen dadurch aus, daß sie die Versuchsperson unangetastet ins soziale Leben zurückschickt." (Fuchs, a.a.O., S. 15.) Die empirische Aktion stellt sich dar als unpolitische Sozialforschung. Dies gerade ermöglicht und garantiert ihre derzeitige politische Funktion als Stabilisierungsinstrument von Herrschaftsinteressen. - Vgl. auch Hartwig Berger, Erfahrung und Gesellschaftsform. Methodologische Probleme wissenschaftlicher Beobachtung, Stuttgart, 1972, bes. S. 104-109.

186) Vgl. Mayntz/Holm/Hübner, Einführung in die Methoden der empirischen Soziologie, Opladen, 1971, Kap. 5, S. 111. Auch hier zeigt sich, daß der ideologische Standort der angeblich unideologischen, scheinbar wertfrei operierenden, Sozialforschung am ehesten an Problemen ihrer Technik, ihrer Verfahrensweisen, abgelesen und verdeutlicht werden kann, wäh-

verwendet, wie sie in der kommerziellen Werbung zur letzten Vollendung gebracht wurden, zu ersetzen durch einen wechselseitigen Aufklärungs- und Bewußtwerdungsprozeß zwischen Sozialforscher und 'Forschungsobjekt' [187], in welchem beide zwar noch nicht wahrhaft zu Subjekten sich befreien können, wohl aber sich darüber klar werden können, wie der politische Kampf um die Subjektwerdung, die Verfügung über das eigene Selbst, am aussichtsreichsten zu führen ist [188]. - Zwar kann die Methode des psychoanalytischen Dialogs nicht einfach übernommen werden, nicht Modellcharakter erhalten für die Kommunikation zwischen Fragesteller und Befragten etwa im Falle des Interviews; gewiß aber können Grundmuster des Analysegesprächs zur Strukturierung einer Kommunikationssituation verwendet werden, welche die Aufklärung aller am Gespräch Beteiligten, die Bewußtmachung ihrer Probleme, ermöglicht. In einem solchen Gespräch, das kein bloßes Interview mehr wäre, könnten dadurch, daß es keine Teilung in einen nur Fragenden und einen oder mehrere nur Antwortende(n) gibt, Herrschaftsformen, wie sie im Interviewverfahren sich manifestieren [189], reflektiert werden; die Stellung beider zu einander wäre nicht länger vergleichbar der zwischen Aufseher und Arbeiter. - So könnte an die Stelle des 'research interview', das Informationen beschafft, welche dem Informanten hernach zumeist gar nicht zugänglich sind [190], eine be-

---

rend noch nicht viel gewonnen ist, wenn man ihren Vertretern vorhält, sie blieben in bürgerlicher Ideologie befangen, weil sie das monopolkapitalistische System als 'offene Gesellschaft' oder dergleichen verstehen.

187) Der Singular meint hier nicht, daß der Dialog auf die Mitwirkung von zwei Personen beschränkt sein müßte.

188) Dazu bedarf es freilich eines Maximums an übereinstimmenden Interessen beider, wobei die Klassenlage den Ausschlag gibt.

189) Der Interviewer ist dabei gewissermaßen nur der verlängerte Arm jener Instanzen, die Fragesteller kaum weniger als die Beantworter beherrschen und an ihrer Befreiung hindern.

190) Würden sie ihm zugänglich, so wären sie für ihn wahrscheinlich in den meisten Fällen recht uninteressant, denn erstens wurden Fragen gestellt ohne Rücksicht darauf, ob er sie für relevant hielt, zweitens zielten diese Fragen auf Antworten, die nicht für sich genommen schon großen Aussagewert haben,

sondere Form des 'therapeutic interview' [191] treten, das als 'Therapie' ein Bewußtmachen von Problemen und darauf aufbauendes Handeln ausbilden würde [192]. Anders gesagt: 'research interview' und 'therapeutic interview' fielen in eins; das Erforschen zielte auf Emanzipation.

Zum zweiten kann die Psychoanalyse im Rahmen der Sozialwissenschaft Verwendung finden bei der Aufstellung von Hypothesen über soziales Verhalten. Beizutragen vermag sie etwa zur Beantwortung der Frage, "wie und warum ein bestimmter, konkreter Mensch sich eine bestimmte Ideologie zu eigen macht" [193]. Die kritische Anwendung ihrer Kategorien und Erklärungsmodelle (von denen manche wohl kaum beizubehalten sind, andere aber zumindest für eine spät-

---

sondern in der Summe von vielleicht einigen tausend anderer Antworten erst aufschlußreich sein können, die von genauso isolierten Interviewpartnern erfragt wurden.

191) Vgl. Charles F. Cannell/Robert Kahn, Interviewing, in: Handbook of Social Psychology, Bd. II, Hrsgb. Glindsay/Arenson, Research Methods, - 2. Auflage Massachusetts, 1968, S. 526 ff.

192) Es versteht sich, daß in einem solchen Dialog kein Raum wäre für standardisierte oder auch für offene Fragen, wie sie in der sozialwissenschaftlichen Interviewtechnik verwendet werden. An deren Stelle müßte, zumindest als erste Stufe, ein Miteinanderreden treten, das vielleicht am adäquatesten als wechselseitige oder gemeinsame 'freie Assoziation' zu bezeichnen wäre.
Es spricht freilich nicht wenig dafür, daß auch einer Verwendung solcher von der Psychoanalyse herstammenden Dialogmethoden Grenzen gesetzt sind, die von den Klassenschranken gezogen werden. - Eine 'Interviewmethode', wie sie von der psychoanalytischen Therapie entwickelt wurde, ist wohl nur dann erfolgversprechend, wenn gegeben ist:
1. ein Individuum, das zur Kontemplation fähig und bereit ist; sich reflektierend auf sich selbst bezieht.
2. eine Konfliktkonstellation, die nur als vergangene gegenwärtig ist, also aufgearbeitet und bewältigt werden kann, ohne daß hier und jetzt bestehende Konflikte direkt gelöst werden müßten.
3. die Beschränkung der Teilnehmerzahl an der Kommunikation auf relativ wenige (es muß fraglich erscheinen, ob 'gemeinsame Reflexion' als Grundprinzip einer kollektiven Therapie oder emanzipatorischen Sozialforschung taugt).

193) I. Sapir, Freudismus, Soziologie, Psychologie, in: Bernfeld u.a., a.a.O., S. 212.

kapitalistische Gesellschaft zutreffen) könnte helfen, "die psychische Auswirkung der Produktionsverhältnisse im Individuum, das heißt die Bildung der Ideologien 'im Menschenkopfe', im Detail zu klären"[194]. Oder, wie Reich an anderer Stelle es sagte: "Die naturwissenschaftliche Psychologie[195] und Charakterlehre hat (..) eine scharf umrissene Aufgabe: Sie hat die Mittel und Mechanismen festzustellen, mittels derer sich das gesellschaftliche Sein der Menschen in psychische Struktur und derart auch in Ideologie umsetzt. Die gesellschaftliche Produktion von Ideologien ist somit von ihrer Reproduktion in den Menschen dieser Gesellschaft zu unterscheiden. Ist jenes zu erforschen Aufgabe der Soziologie und Ökonomie, so dieses zu ermitteln Aufgabe der Psychoanalyse. Diese hat die Einwirkungen sowohl des unmittelbaren materiellen Seins (Nahrung, Wohnung, Kleidung, Arbeitsprozeß), also der Art des Lebens und der Bedürfnisbefriedigung, wie auch des sogenannten gesellschaftlichen Überbaus, also der Moral, Gesetze und Institutionen auf den Triebapparat zu erforschen, die unendlich vielen Zwischenglieder bei der Umsetzung der 'materiellen Basis' in den 'ideellen Überbau' möglichst vollständig zu bestimmen"[196]. - Wird man die strikte Aufgabenteilung, welche hier nahegelegt wird, auch schwerlich akzeptieren können, sondern vielmehr das Lösen der letztgenannten Aufgabe durch eine Verbindung von Soziologie und Psychoanalyse zu erreichen suchen, so ist die Aufgaben- bzw. Problemstellung selber doch richtig und notwendig. Die Tatsache, daß "bestimmten gesellschaftlichen Ordnungen bestimmte durchschnittliche Strukturen der Menschen zugeordnet sind, oder anders ausgedrückt, daß jede Gesellschaftsordnung sich diejenigen Charaktere schafft, die sie zu ihrem Bestande benötigt"[197], verlangt nach einer Ana-

---

194) W. Reich, Dial. Materialismus u. Psychoanalyse, a. a. O., S. 176.
195) Die Fragwürdigkeit der Reichschen Auffassung von der Psychoanalyse als einer 'naturwissenschaftlichen Psychologie' macht sein Programm nicht darum schon falsch bzw. unrealisierbar.
196) W. Reich, Charakteranalyse, Bremen, 1971, S. 13.
197) Reich, a. a. O., S. 12.

lyse, die von den sozio-ökonomischen Verhältnissen ausgeht, aber nicht bei ihnen stehenbleibt (das heißt, psychisches Verhalten nicht einfach aus den ökonomischen Verhältnissen deduziert). - "Die Abhängigkeit der Charakterbildung von der historisch-ökonomischen Situation, in der sie vor sich geht" [198], kann durchsichtig gemacht werden nur von jener Form der Analyse, welcher die Synthese von marxistischer Soziologie [199] und Psychoanalyse zugrundeliegt [200]. Eine bloße Koexistenz beider [201] ließe gerade diejenige Stelle im Dunkeln, welche als Vermittlung des Ökonomischen mit dem Psychischen bezeichnet werden kann. Wird solche autarkistische Koexistenz als unaufhebbar vorausgesetzt und darum beibehalten, so kann der Vorwurf, viele Erklärungsmodelle, welche die Psychoanalyse bereitstellt, suchten "die Bewegungsgesetze der Welt ausschließlich in dem, was selber schon vermittelt ist" [202], immer nur wieder

---

198) Reich, a. a. O., S. 15. - Reich hat den Zusammenhang von Gesellschaft und Charakter(-bildung), der durch die Zusammenführung von psychoanalytischer Theorie und historisch-materialistischer Gesellschaftstheorie geklärt werden kann, auf die folgende Kurzformel gebracht: "Die charakterliche Struktur ist erstarrter soziologischer Prozeß einer bestimmten Epoche." (Reich, a. a. O., S. 16.)

199) Vgl. Erich Hahn, Historischer Materialismus und marxistische Soziologie, O.-Berlin, 1968, passim; bes. S. 105-153. Marxistische Soziologie ist eher ein erst noch voll einzulösender Anspruch als etwas, das als schon realisiert übernommen werden könnte und nicht mehr weiterentwickelt zu werden bräuchte.

200) Diese Synthese würde sicher nicht dazu führen, daß die Soziologie gleichsam in der Psychoanalyse oder Psychologie aufgeht, wie Freud es von beider Verhältnis annahm. Aber genausowenig wird die Psychoanalyse eine Unterdisziplin der Soziologie sein.

201) Vgl. H. Dahmer, Psychoanalyse und historischer Materialismus, in: Lorenzer u. a., Psychoanalyse als Sozialwissenschaft, Frankfurt, 1971, S. 60-93, bes. S. 64.

202) Klaus Horn, Insgeheime kulturistische Tendenzen der modernen psychoanalytischen Orthodoxie, in: Lorenzer, a. a. O., S. 102. Horn erhebt diesen Vorwurf nicht allgemein, sondern z. B. gegen Erklärungsversuche für gesellschaftliches Verhalten, wie sie in Laforgues 'Gold und Kapital' und Ferenczis 'Zur Ontogenie des Geldinteresses' gegeben werden.

mit Recht erhoben werden, ohne daß daraus ein Fruchtbarmachen psychoanalytischer Hypothesen und Theorien folgen könnte, das zum Verständnis eben solcher Vermittlung beitrüge[203].

---

203) Versuche, 'gesellschaftliche Bewegungen', psychisches und politisches Verhalten von Individuen und Gruppen, mithilfe psychoanalytischer Hypothesen und Theoreme zu erklären, gibt es seit Freud selber (vgl. Freud, Massenpsychologie und Ich-Analyse; Die Zukunft einer Illusion; Das Unbehagen in der Kultur). Der ökonomische Faktor, die gesellschaftliche Basis, wurde dabei zumeist jedoch nicht oder doch nur höchst mangelhaft berücksichtigt. (Vgl. auch: Reich, Massenpsychologie des Faschismus, Köln, 1972, auch als Raubdruck; Adorno u.a., The Authoritarian Personality, New York, 1950, gek. dt. Ausgabe (2 Bände): Der autoritäre Charakter, Amsterdam, 1968; vgl. bes. Bd. II, S. 146-209 (es wird hier z.B. versucht, den Antisemitismus auch als Folge eines ungelösten Ödipuskomplexes zu begreifen); Rudolph M. Loewenstein, Psychoanalyse des Antisemitismus (1952), Frankfurt, 1968; M. Horkheimer u.a., Autorität und Familie, Paris, 1936; A. u. M. Mitscherlich, Die Unfähigkeit zu trauern. Grundlagen kollektiven Verhaltens, München, 1967.)
Adornos Meinung, daß "eine Psychologie, die von der Gesellschaft nichts hören will und idiosynkratisch auf dem Individuum und dessen archaischem Erbe beharrt", mehr "von der gesellschaftlichen Fatalität" ausspreche "als eine, die sich durch Berücksichtigung gesellschaftlicher 'Faktoren' oder einen 'wholistic approach' der nicht mehr existenten universitas literarum eingliedert" (Adorno, Zum Verhältnis von Soziologie und Psychologie (1955), in: ders., Aufsätze zur Gesellschaftstheorie und Methodologie, Frankfurt, 1970, S. 10), geht aus von einer passiven, deskriptiven, Psychologie, die auf das Konstatieren dessen, was ist, sich beschränkt, und bleibt, fasziniert von den dabei gelieferten Bildern, dort stehen. Die Alternative zu dieser Darstellungspsychologie ist durchaus nicht notwendigerweise, wie Adorno annimmt, die "Vereinheitlichung von Psychologie und Gesellschaftslehre durch Verwendung der gleichen Begriffe auf verschiedenen Abstraktionsebenen" (Adorno, a.a.O., S. 10).

NACHBEMERKUNG

Dieser gewissermaßen von außen kommenden, das heißt, nicht von einer dezidiert psychoanalytischen Position aus geleisteten, Kritik ging und geht es, möchte es zunächst auch wohl so scheinen, durchaus nicht darum, Psychoanalyse überhaupt als im Kern unwissenschaftlich zu denunzieren und ihr überdies jegliche Tauglichkeit als Hilfsmittel für emanzipatorische (also tendenziell systemsprengende) Bestrebungen abzusprechen. Vielmehr war sie bemüht, die ambivalente Haltung der Psychoanalyse sowohl auf der Ebene ihrer Theorie als auch auf jener der Therapie sichtbar und verständlich zu machen. Als Angelpunkt der Dichotomie zwischen kritisch-emanzipatorischem Ansatz und affirmativer Tendenz in der konkreten Durchführung von Therapie und Theorie erwies sich die Isolierung des Individuums, wie sie in psychoanalytischer Theorie im Verzicht auf präzise Bestimmung der historischen bzw. sozialen Situation - welche das jeweilige Individuum nicht nur vorfindet, sondern durch welche es erst es selber wurde - ihren Ausdruck findet und in psychoanalytischer Therapie bzw. Praxis als Klausursituation ('auf der Couch des Analytikers') sich manifestiert; diese Isolierung (auf beiden Ebenen) kann mit den tradierten und noch immer weithin als absolut verbindlich geltenden Analysemethoden nur stets wieder reproduziert und noch intensiviert werden. Für eine Verwendung der Psychoanalyse in emanzipatorischer Absicht ist allein schon darum eine von historisch-materialistischer Position aus vorgenommene Überprüfung und 'Revision' der Psychoanalyse notwendig; dazu muß sie allerdings erst einmal hinreichend rezipiert werden. -

Keinesfalls hätte eine 'marxistische Psychologie' zurückzugreifen auf von Freuds grundlegenden Arbeiten überwundene und überflüssig gemachte Formen früherer Psychologie, die lediglich noch den (An-)Forderungen des zu Unrecht so genannten 'gesunden Menschenverstandes' eher zu entsprechen imstande wären als jene[204].

---

204) Wo immer eine Behauptung der Psychoanalyse beim 'gesunden

Ebenso müßte sie es vermeiden, in einen kruden 'Materialismus' oder Physikalismus zurückzufallen, der die Analyse psychischer Vorgänge wieder auf jene der "physiologischen Zustände des Organismus" [205] reduziert - und dies auch noch für einen Fortschritt hält. - Daß das Material, von dem die Psychoanalyse ausgeht, mit dem sie arbeitet, nicht "irgendeiner quantitativen Analyse, einer Messung" [206] zugänglich ist, macht sie nicht schon zu einer Un-Wissenschaft.

Weiterhin kann eine marxistische Aufarbeitung der traditionellen Psychoanalyse nicht damit sich zufriedengeben, Versatzstücke psychoanalytischer Theorie und Therapie, die in emanzipatorischem Sinne verwendbar scheinen, in die sozialistische Theorie und Praxis zu übernehmen, sie dort an eventuell passenden Stellen einzubauen, und sie dergestalt für die eigene politische Arbeit nutzbar zu machen. - Auch ist es nicht damit getan, ohne Grundsatzdiskussion, die in erster Linie anhand der von Freud selbst ausgearbeiteten Metapsychologie und der von ihm entwickelten analytischen Therapie erfolgen müßte, an Arbeiten von Analytikern, die Freuds Psychoanalyse in kritischer bzw. sozialistischer Intention weiterzuentwickeln bestrebt waren, also z.B. Sandor Ferenczis [207] und Wilhelm Reichs, anzuknüpfen. Es muß vielmehr der Versuch unternommen werden, ausgehend von der Marxschen Gesellschaftsanalyse (der Kritik der Politischen Ökonomie) über eine exakte Aufarbeitung der Freudschen Psychoanalyse zu einer praxisorientierten Wissenschaft von den Gesetzen [208] psychischen Verhaltens zu gelangen,

---

Menschenverstand', der selber ein Krankheitssymptom ist, auf emotionalen Widerstand trifft, gar Entrüstung auslöst, darf man recht gewiß sein, daß sie eines richtigen Aspekts nicht entbehrt.

205) A. Stoljarov, Der Freudismus und die 'Freudo-Marxisten', in: Bernfeld u.a., a.a.O., S. 302.

206) Stoljarov, a.a.O., S. 302.

207) Wichtige Arbeiten Ferenczis finden sich in: S. Ferenczi, Bausteine der Psychoanalyse, 4 Bände, Bern-Stuttgart, 1964.

208) Es wird hier nicht der positivistische Gesetzesbegriff als allein gültiger bzw. einzig möglicher unterstellt.

die, weil sie das Individuum als jeweils gesellschafts- und klassenspezifisch bestimmtes begreift, dessen Veränderung nur als Teil einer zielgerichteten Veränderung der Gesellschaft, hin auf den Sozialismus, verstehen und vorantreiben kann.

ANHANG

Empirische Untersuchungen über den Zusammenhang von Depressivität und revolutionärer Aktion

(Dr. Lyons, Belfast, ist für die Bereitstellung der Materialien zu danken.)

Reprinted from the BRITISH MEDICAL JOURNAL, 5 *February* 1972, **1**, 342–345

Depressive Illness and Aggression in Belfast

H. A. LYONS

British Medical Journal, 1972, **1**, 342-344

Summary

An inverse relation has been suggested between the incidence of depressive illness and the opportunity to externalize aggressive behaviour. The riot situation in Belfast in 1969-70 provided an opportunity to study this hypothesis. The incidences of depressive illness in the city and a neighbouring peaceful rural county were compared over a number of years. Data regarding age, sex, area of the city, and type of depression were obtained. The city was divided into areas and four of these were studied in detail. Similar data were obtained for persons showing aggressive behaviour.

There was a significant decrease in depressive illness in Belfast in both sexes and all age groups. This was more pronounced in males but the decrease was confined to those in social groups IV and V. The decrease was more significant in riot areas. The suicide rate fell by almost 50% and there was a noticeable increase in the rates of homicide and crimes of violence. In contrast the rural county showed a sharp increase in male depressives.

Introduction

An association between aggression and depression has long been acknowledged in many theories regarding the psychodynamics of depressive illness (Freud, 1952; Abraham, 1953; Storr, 1968). Kendell (1970) reviewed the literature regarding the relation between aggression and depression and put forward the hypothesis that depressive illness is caused by the inhibition of aggressive responses to frustration. According to this the incidence of depressive illness should be high in communities in which there is strong inhibition of aggressive action—for example, the Hutterites (Eaton and Weil, 1955). Conversely a low incidence should be expected in communities where aggression can be more readily expressed, such as in various primitive societies (Carothers, 1947, 1951; Laubscher, 1951; Lambo, 1956, 1960). Recent reports on psychiatric casualties among combat troops in Vietnam show a low incidence of depressive illness (Duy San, 1969; Tischler, 1969).

During 1969 and 1970 there was ample opportunity for aggressive behaviour in Belfast. Severe rioting occurred during August and September 1969 and more sporadic violence continued during the winter in the form of rioting, arson, and bomb explosions. A second, very severe period of rioting occurred in June, July, and August 1970. A measure of the extent of the violence is the fact that 178 explosions occurred during 1970 in the province of Northern Ireland, most of these being in Belfast, and that during 1970 there were 767 persons charged with riotous behaviour. The areas of Belfast where severe rioting has occurred are the parts of the city where poor social conditions prevail, with bad housing, high unemployment, and crowded conditions. As Evans (1960) showed, low social status, high population density, and religious segregation are closely related in Belfast. It has recently been shown by Russell and Russell (1968) that there is a close connexion between overcrowded conditions and aggressive behaviour.

Purdysburn Hospital, Belfast, Northern Ireland
H. A. LYONS, M.R.C.P.I., D.P.M., Consultant Psychiatrist

Rioting is largely a male activity, especially involving young males, but the situation in Belfast varies to some extent in that females, though not actually involved in shooting and explosions, have been active in street demonstrations and in supporting their menfolk.

In addition to rioting, arson, shooting, and explosions there has been a pronounced increase in the number of crimes of violence. A reduction in crime during periods of intense civil rights activity has been described in some American cities (Solomon *et al.*, 1965) but this has not been the case in Belfast as there has been a sharp increase in crime, especially armed robbery.

As has been shown, there was no increase in serious mental illness during the period of severe rioting in August and September 1969 (Lyons, 1971). The aim of the present paper is to study the incidence of depressive illness during a year of severe rioting when in large areas of Belfast there was relative freedom to be aggressive.

Method

In Northern Ireland a central records system operates in which data are recorded for each episode of illness for all psychiatric patients treated under the National Health Service. From these records the number of patients with depressive illness was obtained for each year from 1963 to 1968 and for the 12-month period 1 September 1969 to 31 August 1970. This period was selected because it contained the two spells of severe violence. As details concerning the patient are recorded on the day first seen any periods of 12 consecutive months can be compared. The calendar years 1963-8 were chosen as the figures were easily accessible.

Information regarding the international classification numbers 296·0, 296·2, 296·3, 296·9, 298·0, and 300·4 was obtained. As the international classification numbers were changed in 1968, for the years 1963-7 the equivalent international classification numbers were 301·1, 301·2, 302, and 314·0. The depressives were subdivided into the endogenous (296·0, 296·2, 296·3, 296·9, and 298·0) and reactive (300·4) groups and each group was further subdivided according to age, sex, religion, social grade, marital status, outpatient or inpatient, and first episode or previous psychiatric history.

The age groups used were 0-19, 20-29, 30-39, 40-49, 50-64, and 65 and over. Religion was subdivided into Roman Catholic and "others"—the latter being almost completely Protestant as there are very few non-Christians in Northern Ireland. Marital state was divided into single, married, widowed, and separated or divorced. Social grade was determined according to occupation, as in the Registrar General's classification of 1966.

It was decided to compare the incidence of depression in various areas of Northern Ireland. Belfast County Borough was taken as a whole and figures from four different parts of Belfast County Borough were also obtained. The city has four main divisions (North, South, East, and West), each containing a number of electoral wards. In a previous study J. Pemberton (personal communication from the Queen's University, Belfast) divided the city into inner and outer zones, and thus each of the four main divisions contains an inner and outer area. The rioting in Belfast has been in three or four distinct districts—Falls, Ardoyne, Ballymurphy, and Shankill. West Belfast contains all of Falls riot area and most of Ballymurphy. Outer South Belfast is mainly a middle-class residential area and has been riot-free. Figures were obtained for Inner West, Outer West, Inner South,

117/72

TABLE I—*Cases of Depressive Illness per Year in Belfast and County Down*

Diagnostic Group	Mean for 1964-8 (S.D.)	1 September 1969 to 31 August 1970	*t* Value	P
	Belfast			
Males	354·6 (17·9)	308	5·86	<0·01
Endogenous*	176 (15)	149	4·03	<0·05
Reactive†	178·6 (24)	159	1·82	<0·05
Females	920·2 (71·7)	801	3·72	<0·05
Endogenous*	389·2 (61·3)	350	1·43	N.S.
Reactive†	531 (63·5)	451	2·82	<0·05
Total	1,274·8 (64)	1,109	5·80	<0·01
	Co. Down			
Males	323·2 (13·3)	362	6·53	<0·01
Females	580·8 (53·3)	579	0·08	N.S.
Total	904 (61·2)	941	1·34	N.S.

*I.C.D. codes 296·0, 296·2, 296·3, 296·9, and 298·0. †I.C.D. code 300·4. N.S. = Not significant. S.D. = Standard deviation.

Outer South, and also for County Down. This county was selected as a control as it has been the most peaceful of the six counties of Northern Ireland.

One could have assumed that it was mainly young males who showed aggressive behaviour, but in order to investigate this social data were obtained from the police authorities regarding those who had been arrested and charged with riotous behaviour, disorderly behaviour, or possession of an offensive weapon (personal communication). These figures may not exactly reflect those showing aggression, as possibly the security forces are less likely to arrest females and younger boys, or the more agile may evade capture; nevertheless, those arrested are a fairly accurate measure of the aggressive. The age, sex, occupation, place arrested, home address, and type of offence were obtained.

Results

The figures show that there was a highly significant decrease in the incidence of depressive illness during 1969-70 in Belfast (Table I). This reduction was more pronounced in males, especially males with endogenous-type depression. The incidence in females also showed a significant drop, but the endogenous depression rate did not fall significantly, while the neurotic depressive reaction rate did.

The reduction in male depressives was found in all areas of Belfast examined but was most significant in areas of severest rioting—such as Inner West Belfast—and least in one of the more peaceful areas—namely, Outer South Belfast (Table II). The reduction in the West Belfast figure is much more significant than that of South Belfast, and the Inner regions of both South and West showed a more significant reduction than the equivalent outer zones.

TABLE II—*Cases of Depressive Illness per Year in Belfast Males—All Diagnostic Groups*

Area of City	Mean 1964-8 (S.D.)	1 Sept. 1969 to 31 Aug. 1970	*t* Value	P
Inner West	47 (3·6)	38	5·59	<0·01
Outer West	55·8 (5·3)	48	3·29	<0·05
Total West	102·8 (4·8)	86	7·85	<0·01
Inner South	25 (1·8)	19	7·50	<0·01
Outer South	46 (7·9)	37	2·55	N.S.
Total South	71 (7·4)	56	4·55	<0·05
Inner West and South	72 (5)	57	6·73	<0·01
Outer West and South	101·8 (10)	85	3·77	<0·05

The results for County Down, in contrast, show a sharp increase for male depressives but the figure for females remains constant (Table I). The only other group showing an increase is Belfast men in social groups I, II, and III, but this does not reach significance. In contrast the figures for males in social groups IV and V show a highly significant decrease (Table III). One unexpected finding was a reduction in depressive illness in men of all ages in social groups IV and V and a large fall in incidence in older men (Table III).

TABLE III—*Cases of Depressive Illness per year in Belfast Males—All Diagnostic Groups*

Age (Years)	Social Group	Mean 1964-8 (S.D.)	1 Sept. 1969 to 31 Aug. 1970	*t* Value	P
<40	IV and V	56·6 (11·6)	44	2·24	N.S.
40-64	IV and V	96·4 (17·6)	64	3·99	<0·05
⩾65	IV and V	24·4 (4·9)	11	6·12	<0·01
Total	IV and V	177·4 (23·7)	119	5·52	<0·01
All ages	I, II, and III	177·2 (24·9)	189	1·02	N.S.

The figures from the area where most aggression occurred—namely, Inner West Belfast—are small and when males under 40 are considered the mean figure for depressives for the years 1964-8 is 16, dropping to 6 for the 12-month period of severe rioting (*t* value 7·46; P <0·01).

The figures obtained from the police records show that 98·3% of rioters arrested were male, 82·6% being under 40 and only 17·4% over 40. The difference between home address of the rioters and the place of arrest shows some tendency for rioters to move in from the outer to the inner part of the city. Most rioters, however, were residents of the areas where they were arrested.

The numbers of recorded suicides and homicides in Northern Ireland for several years were obtained from the office of the Registrar General (1964-70). The mean suicide figure for the years 1964-9 was 85 (incidence 5·6 per 100,000 population). The figure for 1970 was 48 (incidence 3·2 per 100,000 population). The equivalent figures for males show a drop from a mean of 51 for 1964-9 to 23 in 1970 (Table IV). If the causes of death listed under "injuries resulting from operations of war" (international classification number E990-E999) and "legal intervention" (international classification number E970-E978) are added to homicide for the year 1970 the figure rises from 19 to 43. During 1964-8 only three deaths resulted from these causes.

TABLE IV—*Numbers of Homicides and Suicides in Northern Ireland*

Year	Suicide			Homicide		
	Male	Female	Total	Male	Female	Total
1964	49	30	79	1	3	4
1965	42	28	70	1		1
1966	47	35	82	4	3	7
1967	64	34	98	5	3	8
1968	51	48	99	4	3	7
1969	54	38	92	8	2	10
Mean 1964-9	51	35·5	85	3·8	2·6	6·2
1970	23	25	48	16	3	19

Discussion

"Western civilization has been aptly termed a depressive culture; and the frequency of depressive reactions in the Western World should make us reconsider our methods of child-rearing and our whole attitude to the aggressive drive within us" (Storr, 1968).

In the past three years there has been ample opportunity to show aggressive behaviour in Belfast and large numbers of people in the city have participated in aggressive acts. These have included confrontations between factions of the two main religious groups, confrontations between each of these groups and the security forces, participation in marches which have been banned, membership of illegal organizations, gun battles, and bombings. It has been impossible for the inhabitants of the riot areas not to become involved to some extent. Many do not participate physically but the aggressive acts which occur in their streets become the main topic of conversation, with a high emotional content, and probably have an "abreactive" function. In order to test the hypothesis that there is an inverse relation between depressive illness and aggressive behaviour it is necessary, firstly, to identify those showing aggression and, secondly, to ascertain if this group is less prone to depressive illness.

Who has been showing this aggressive behaviour? From television film and newspaper reports one would think that this was confined to young males, but when those arrested for riotous behaviour are studied it is found that rioting is not restricted to young males as some females and older men are also included. The police figures almost certainly underestimate the percentage of females as there is more reluctance to arrest them. The police figures also show that those arrested were in social groups IV and V and that the place of arrest was often close to their homes and largely confined to certain areas of the city. Some information about those showing aggression can also be obtained from the casualty figures. Rutherford (1970) showed that 92% of casualties were male and that, of these, 81% were under 40; but of the C.S. gas casualties 35% were female, showing that rioting in Belfast is by no means an exclusively male activity.

The results show a significant reduction in the number of depressives in riot years compared with several previous peaceful years. This reduction is more pronounced in the group showing aggression—namely, males in social groups IV and V who reside in the riot areas. The areas where most aggression occurred showed the greatest fall. These areas are well known and are mainly in West Belfast, especially the Inner West zone. The reduction of depressive illness is most pronounced in this region and least in the relatively peaceful Outer South district.

The fact that there is a decline, though less noticeable, in areas of the city in which little rioting occurred could be accounted for partly by the mobility of some rioters who move in from peripheral new housing estates to the older central parts of the city, which are the traditional battle grounds, to riot.

The only other explanation for the decrease in incidence of depressive illness could be a reduction in the population of the city, and there was a reduction of 17,451 (4·2%) between 1961 and 1966. This reduction, however, was gradual and could not explain the sharp fall in depressive illness since severe rioting began. Also, if the decrease in depressive illness was due to population reduction the decrease would not be selective as regards age, sex, and district of the city.

It is all the more surprising to find a reduction in depression when studies have shown that the incidence of depression in the British Isles, as reflected by hospital admissions, has risen in recent years. The rate for England and Wales advanced by about 75% in the space of eight years (Rawnsley, 1968). The equivalent figures for Scotland also showed an increase (Ratcliff, 1964).

It is interesting to note that it is the endogenous group of depressives which show a greater reduction in men. This may be due to the fact that it is a more clearly definable group than the neurotic reactive depressive group, which is heterogeneous and includes various personality disorders with depression.

The most peaceful county in Northern Ireland—namely, County Down—showed no alteration in the incidence of depression in females but a large and significant rise in males. It was shown by Fraser (1971) in the riots of August and September 1969 that although there was no increase in mental illness in the riot areas there was an increase in the peripheral peaceful areas. The men in these surrounding peaceful districts may feel more frustration at being unable to participate actively in aggression but who see reports of violence daily through the local news media.

Several writers have referred to the inverse relation between suicide and homicide (Durkheim, 1952; Henry and Short, 1954; Asuni, 1962; Gobar, 1962; United Nations, 1967). Certainly in the past two years in Belfast there has been an opportunity to externalize aggressive feelings which has not been present for many years and the increased homicide rate appears to reflect this. True suicide rates are difficult to assess and only the recorded figures are available—these show almost a 50% drop, which may again be related to the fact that the tendency is to externalize aggression rather than to internalize it. This finding is in keeping with the fact that every country engaged in the second world war showed a decrease in suicide rate (Sainsbury, 1968).

I wish to thank Mr. C. Logan and Miss W. McConkey, of the Central Records Department, Northern Ireland Hospitals Authority, for their help; Mrs. M. Merrick, department of psychology, Purdysburn Hospital, for her advice regarding statistics; and the police authorities for access to their records.

References

Abraham, K. (1953). *Selected Papers on Psychoanalysis*. New York, Basic Books.
Asuni, T. (1962). *British Medical Journal*, 2, 1091.
Carothers, J. C. (1947). *Journal of Mental Science*, 93, 548.
Carothers, J. C. (1951). *Journal of Mental Science*, 97, 12.
Durkheim, E. (1952). *Suicide*, translation by J. A. Spaulding. London, Routledge and Kegan Paul.
Duy San, N. (1969). In *The Psychology and Physiology of Stress*, ed. P. G. Bourne, Chapt. 3, p. 45. New York, Academic Press.
Eaton, J. W., and Weil, R. J. (1955). *Culture and Mental Disorders*. New York, Free Press.
Evans, E. (1960). *Social Geography of Belfast*. London, Oxford University Press.
Fraser, M. (1971). *British Journal of Psychiatry*, 118, 257.
Freud, S. (1952). *Mourning and Melancholia*. Collected Papers, ed. J. Strachey, vol. 4. London, Hogarth Press.
Gobar, A. H. (1962). *British Journal of Psychiatry*, 116, 493.
Henry, A. F., and Short, J. F. (1954). *Suicide and Homicide*. New York, Free Press.
Kendell, R. E. (1970). *Archives of General Psychiatry*, 22, 308.
Lambo, T. A. (1956). *British Medical Journal*, 2, 1388.
Lambo, T. A. (1960). *British Medical Journal*, 2, 1696.
Laubscher, B. J. F. (1951). *Sex, Custom and Psychopathology*. London, Routledge and Kegan Paul.
Lyons, H. A. (1971). *British Journal of Psychiatry*, 118, 265.
Ratcliff, R. A. W. (1964). *British Journal of Psychiatry*, 110, 22.
Rawnsley, K. (1968). In *Recent Developments in Affective Disorders*, ed. A. Coppen and A. Walk, p. 27. London, Royal Medico-Psychological Association.
Registrar-General for Northern Ireland (1964-70). *Annual Reports*. Belfast, H.M.S.O.
Russell, C., and Russell, W. M. S. (1968). *Violence, Monkeys and Man*. London, Macmillan.
Rutherford, W. H. (1970). *British Journal of Hospital Medicine*, 4, 641.
Sainsbury, P. (1968). In *Recent Developments in Affective Disorders*, ed. A. Coppen and A. Walk, p. 5. London, Royal Medico-Psychological Association.
Solomon, F., Walker, W. L., O'Connor, G. J., and Fishman, J. R. (1965). *Archives of General Psychiatry*, 12, 227.
Storr, A. (1968). *Human Aggression*, Chapt. 8, p. 72. London, Allen Lane, The Penguin Press.
Tischler, G. L. (1969). In *The Psychology and Physiology of Stress*, ed. P. G. Bourne, Chapt. 2, p. 19. New York, Academic Press.
United Nations (1968). *Demographic Year Book, 1967*. New York, United Nations.

Printed in Great Britain by Bourne Offset (Iver) Ltd., Iver, Bucks.

Einige Statistiken aus: Economic and Social Review, Vol. 3, No. 4, Juli 1972.

TABLE 1: *Social Data and Offences of Rioters—Comparison of Two Years*

	May 1969/ April 1970		*May 1970/ April 1971*		*Total*	
SEX	*No.*	%	*No.*	%	*No.*	%
Male	501	96·4	1,113	96·4	1,614	96·4
Female	19	3·6	41	3·6	60	3·6
	520	100·0	1,154	100·0	1,674	100·0
RELIGION						
Protestant	285	55·0	353	30·6	638	38·1
Catholic	183	35·0	684	59·3	867	51·8
Not Known	52	10·0	117	10·1	169	10·1
	520	100·0	1,154	100·0	1,674	100·0
SOCIAL GROUPS						
I	0	—	1	0·1	1	0·1
II	8	1·7	12	1·0	20	1·2
III	121	23·2	248	21·5	369	22·0
IV	169	32·5	332	28·8	501	29·9
V	222	42·6	489	42·4	711	42·5
Not Known	—	—	72	6·3	72	4·3
	520	100·0	1,154	100·1	1,674	100·0
OFFENCES						
Rioting	243	46·7	796	69·0	1,039	62·1
Weapons	93	18·0	47	4·1	140	8·4
Looting	87	16·7	55	4·8	142	8·5
Assault	43	8·2	43	3·7	86	5·1
Explosives	33	6·3	192	16·6	225	13·4
Malicious Damage	16	3·0	17	1·5	33	2·0
Murder	4	1·0	1	0·1	5	0·3
Intimidation	1	0·1	3	0·2	4	0·2
	520	100·0	1,154	100·0	1,674	100·0
AGE						
0–19	52	15·8	164	14·2	246	14·7
20–29	237	45·6	523	45·3	760	46·0
30–39	113	21·8	273	23·7	386	22·0
40–49	59	11·3	128	11·0	187	11·6
50–64	27	5·2	65	5·7	92	5·5
65+	2	0·2	1	0·1	3	0·2
	520	99·9	1,154	100·0	1,674	100·0

Table 2: *Area arrested, area of residence, and mobility of rioters, comparison of two years*

Area of Belfast	*Area of Home*						*Area Arrested*					
	1969/70		*1970/71*		*Total*		*1969/70*		*1970/71*		*Total*	
	No.	*%*	*No.*	*%*	*No.*	*%*	*No.*	*%*	*No.*	*%*	*No.*	*%*
Shankill	136	26·1	195	16·9	331	19·8	194	37·3	225	19·5	419	25·0
Falls	20	3·8	244	21·3	264	15·8	14	2·7	367	31·8	381	22·8
Ballymurphy, Turf Lodge	42	8·1	209	17·5	251	15·0	57	11·0	130	11·3	187	11·2
Oldpark, Ardoyne	68	13·1	90	7·9	158	9·4	67	11·9	87	7·5	154	9·2
New Lodge Rd., Oldpark	34	6·5	99	8·8	133	7·9	24	4·6	109	9·4	133	7·9
Inner South	21	4·0	38	3·3	59	3·5	20	3·8	19	1·6	39	2·3
Outer South	5	1·0	3	2·0	8	5·0	3	6·0	2	2·0	5	3·0
Inner East	60	11·6	40	3·5	100	6·0	72	13·8	63	5·4	135	8·1
Outer East	18	3·5	20	1·7	38	2·3	8	1·5	10	0·9	18	1·1
Central Belfast	6	1·1	14	1·2	20	1·2	45	8·7	94	8·2	139	8·3
Peripheral Housing Est.	29	5·6	96	8·5	125	7·5	—		26	2·3	26	1·5
Outer West	38	7·3	54	4·7	92	5·5	3	6·0	18	1·6	21	1·2
Outer North	25	4·8	28	2·4	53	3·2	13	2·5	4	0·3	17	1·1
No Fixed Abode	5	1·0	8	0·7	13	0·7	—		—		—	
Elsewhere N. Ireland	12	2·3	12	1·1	24	1·4	—		—		—	
Outside N. Ireland	1	0·2	4	0·3	5	0·3	—		—		—	
	520	100·0	1,154	100·0	1,674	100·0	520	100·0	1,154	100·0	1,674	100·0

Mobility of Rioters

	May 1969/April 1970		*May 1970/April 1971*		*Total*	
	No.	*%*	*No.*	*%*	*No.*	*%*
Rioting Own Area	320	61·5	749	64·9	1,069	63·8
Inward Movement	170	33·0	345	29·9	515	30·8
Outward Movement	30	5·5	60	5·2	90	5·4
	520	100·0	1,154	100·0	1,674	100·0

Einige Statistiken aus: Proceedings of the Medical Association for Prevention of War, Vol. II, Part 3, Juni 1971, S. 73 - 80.

TABLE I — AGE

Age Groups	Part I Survey Patients % in Brackets Male	Female	Total	Part II Survey Patients % in Brackets Male	Female	Total	* Belfast Generally Total as %
0-14	3 (5.5)	14 (8.6)	17 (7.8)	—	—	—	(26.1)
15-44	32 (58.2)	82 (50.6)	114 (52.5)	10 (52.6)	15 (71.4)	25 (62.5)	(39.8)
45-64	18 (32.7)	49 (30.3)	67 (30.9)	9 (47.4)	3 (14.3)	12 (30.0)	(24.0)
65 and over	2 (3.6)	17 (10.5)	19 (8.8)	—	3 (14.3)	3 (7.5)	(10.1)
TOTAL	55	162	217	19	21	40	(100)

* Census of population Belfast H.M. Stat. Office, 1966

TABLE II — SOCIO-ECONOMIC GROUP

Social Class	Part I Survey Patients % in Brackets Male	Female	Total	Part II Survey Patients % in Brackets Male	Female	Total	*Belfast Generally as % Male	Female
I	—	—	—	—	1 (4.8)	1 (2.5)	(2.8)	(0.7)
II	6 (10.9)	11 (6.8)	17 (7.9)	1 (5.3)	1 (4.8)	2 (5.0)	(9.8)	(12.5)
III	25 (45.5)	56 (34.6)	81 (37.3)	8 (42.1)	6 (28.6)	14 (35.0)	(48.8)	(40.1)
IV	11 (20.0)	41 (25.3)	52 (23.8)	5 (26.3)	7 (33.3)	12 (30.0)	(20.1)	(40.4)
V	13 (23.6)	54 (33.3)	67 (31.0)	5 (26.3)	6 (28.6)	11 (27.5)	(18.1)	(6.3)
TOTAL	55	162	217	19	21	40	(100)	(100)

* Census of population Belfast County Borough, H.M. Stat. Office, 1961

TABLE III — UNEMPLOYMENT

	Part I Survey Patients % in Brackets			Part II Survey Patients % in Brackets			* Belfast Generally 16-64 ages Males 16-60 ages Females %		
	Male	Female	Total	Male	Female	Total	Male	Female	Total
Employed	34 (68.0)	78 (59.5)	112 (61.9)	7 (47.5)	11 (52.5)	18 (48.7)	(92.9)	(96.3)	(94.2)
Unemployed	16 (32.0)	53 (40.5)	69 (38.1)	10 (52.5)	9 (47.5)	19 (51.3)	(7.1)	(3.7)	(5.8)
TOTAL	50	131	181	17	20	37	—	—	—

* Figures for September, 1969.

TABLE IV — MARITAL STATUS

	Part I Survey Patients % in Brackets			Part II Survey Patients % in Brackets			*Belfast Generally %	
Status	Male	Female	Total	Male	Female	Total	Male	Female
Single	13 (23.6)	40 (24.7)	53 (24.4)	4 (21.1)	2 (9.5)	6 (15.0)	(32.3)	(31.8)
Married	42 (76.4)	99 (61.1)	141 (65.0)	8 (42.0)	16 (76.2)	24 (60.0)	(63.0)	(54.2)
Widow/ Widowed	—	17 (10.5)	17 (7.8)	4 (21.1)	2 (9.5)	6 (15.0)	(4.5)	(13.7)
Separated/ Divorced	—	6 (3.7)	6 (2.8)	3 (15.8)	1 (4.8)	4 (10.0)	(0.2)	(0.3)
TOTAL	55	162	217	19	21	40	(100.0)	(100.0)

* Census of population Belfast County Borough H.M. Stat. Office, 1961

TABLE V — RELIGION AND LIVING ALONE

	Part 1 Survey Patients % in Brackets	Part II Survey Patients % in Brackets	* Belfast Generally %
Roman Catholic	157 (72.4)	18 (45.0)	(27.5)
Others	60 (27.6)	22 (55.0)	(72.5)
Living Alone	18 (8.3)	10 (25.0)	(†15.7)

* Census of population Belfast County Borough H.M. Stat. Office,1961.
† Census of population Belfast H.M. Stat. Office, 1966.

TABLE VI — DIAGNOSIS, PREVIOUS PSYCIATRIC HISTORY, DURATION OF SYMPTOMS, FAMILY HISTORY. PART 1

Primary Diagnosis	I.C. No.	No. of Patients	Previous Psychiatric Treatment				Sex		Family History	Other Members Family	Duration	
			Nil	G.P.	O.P.	In-Pt.	M	F			Less 1 week	More 1 week
Acute Situational State	307.0	93	49	34	7	3	19	74	21	38	89	4
Anxiety State	300.0	56	13	38	3	2	22	34	15	27	2	54
Reactive Depression	300.4	32	10	17	1	4	6	26	10	11	—	32
Hysterical Reaction	300.1	12	1	7	—	4	1	11	3	4	—	12
Phobic State	300.2	9	4	4	—	1	1	8	4	4	—	9
Personality Disorder	301.9	1	—	1	—	—	1	—	1	1	—	1
Adolescent Behaviour Disorder	308	3	3	—	—	—	2	1	2	3	—	3
Epilepsy	309.4	2	—	—	2	—	—	2	—	1	1	1
Schizophrenia (Residual)	295.6	1	—	—	—	1	—	1	1	—	1	—
Psychogenic Rash	305.0	2	—	2	—	—	—	2	1	1	—	2
Asthma	305.2	3	—	3	—	—	—	3	2	1	1	2
Peptic Ulcer	305.5	3	—	2	1	—	2	1	—	1	—	3
TOTAL		217	80	108	14	15	54	163	60	92	94	123

TABLE VII — INCIDENCE OF SYMPTOMS

Symptoms	Part I 217 Patients	Part II 40 Patients
Insomnia	97	7
Anorexia	39	4
Loss of Weight	12	1
Restlessness	24	12
General Nervousness	33	—
Inability to Cope	3	4
Affective Disturbance (Total)	187	23
Anxiety	111	8
Fear	108	9
Depression	34	4
Elation	1	5
Excited	7	3
Anger/ Irritability	26	4
Tearfulness	25	—
Panic	3	2
Phobic Symptoms	55	4
Nightmares	16	—
Psychotic Features (Total)	1	14
Paranoid Delusions	—	10
Grandiose Delusions	—	4
Auditory Hallucinations	—	4
Visual Hallucinations	—	3
Ideas of Reference	—	3
Confused	—	1
Flights of Ideas	—	5
Somatic Symptoms (Total)	53	8
Chest Sensation	29	1
Abdominal Sensation	33	2
Throat Sensation	9	2
Headaches	18	1
Dizziness	3	1
Sweating	3	1
Trembling	13	1
Rash	15	1
Aphonia	3	1
Over-Eating	1	—
Fatigue	8	1
Diarrhoea	9	1
Excess Alcohol	1	6
Excess Drugs	1	1
Turns/Blackouts	4	5

TABLE VIII — EXTERNAL STRESS FACTORS AND DIAGNOSIS

	No. of Patients	Barricades	Burnings	Intimidation	Shooting	Moved	None of These
Acute Situational State	93	62	36	18	63	24	13
All Other Diagnoses	124	80	51	30	82	37	14
TOTAL	217	142	87	48	145	61	27

TABLE IX — EXTERNAL STRESS FACTOR LOADING

	No. Total (Patients)	0 Present	1 Present	2 Present	3 Present	4 Present	5 Present
Other Members Family Affected	91	7	10	28	20	13	13
No Other Members Family Affected	126	20	28	42	21	10	5
Acute Situational State	93	13	14	30	22	7	7
All Other Diagnoses	124	14	24	40	19	16	11
TOTAL	217	27	38	70	41	23	18

TABLE X — DIAGNOSIS, PREVIOUS PSYCHIATRIC HISTORY, FAMILY HISTORY. PART II

Diagnosis	I.C. No.	No. of Patients	Previous Psychiatric History Nil	O.P.	In-Pt.	Family History	Other Members Family
Schizophrenic Disorder	295	9	1	—	8	4	—
Affective Disorder—Depression	296.2	1	—	—	1	—	—
Affective Disorder—Hypomania	296.1	5	—	—	5	1	—
Anxiety State	300.0	7	1	3	3	2	—
Hysteria	300.1	6	1	2	3	2	1
Reactive Depression	300.4	3	1	—	2	1	1
Personality Disorder	301.6	1	—	—	1	—	—
Alcoholism	303.2	6	2	—	4	—	1
Epilepsy	309.4	1	—	—	1	—	1
Pre-Senile Dementia	290.1	1	—	—	1	1	—
TOTAL		40	6	5	29	11	4

TABLE XI — PATIENTS REFERRED TO PSYCHIATRISTS

Diagnosis	I.C. No.	No.	Treated O.P.	Treated In-Pt.	Treated Day-Pt.	No. of External Stress Factors 0	1	2	3	4	5	Relationship Direct	Indirect
Schizophrenia	295	9	—	8	1	3	2	2	1	—	1	3	6
Affective D— Depression	296.2	1	—	1	—	—	1	—	—	—	—	—	1
Affective D— Hypomania	296.1	5	—	5	—	3	—	—	2	—	—	3	2
Anxiety State	300.0	7	2	3	2	1	1	4	1	—	—	7	—
Hysteria	300.1	6	—	2	4	—	—	—	3	1	2	5	1
Reactive Depression	300.4	3	—	3	—	—	1	2	—	—	—	1	2
Personality Disorder	301.0	1	—	1	—	—	1	—	—	—	—	—	1
Alcoholism	303.2	6	—	6	—	3	—	1	1	1	—	2	4
Epilepsy	309.4	1	—	1	—	—	—	—	—	1	—	—	1
Pre-Senile	290.1	1	—	1	—	—	1	—	—	—	—	—	1
TOTAL		40	2	31	7	10	7	9	8	3	3	21	19

Literaturübersicht

Abholz, H. u. Geiß, I.: Zur Frage der Anpassung in der psychiatrischen Therapie (in: Das Argument 71, 1972).

Adler, A.: Menschenkenntnis, Frankfurt 1966.

- Über den nervösen Charakter, Frankfurt, 1972.

Adorno, Th. W.: Minima moralia, Frankfurt, 1969.

- Die revidierte Psychoanalyse (in: Sociologica II, Frankfurter Beiträge zur Soziologie, Bd. 10, Frankfurt, 1962).

- Eingriffe, Frankfurt, 1963.

- Negative Dialektik, Frankfurt, 1970.

- Aufsätze zur Gesellschaftstheorie und Methodologie, Frankfurt, 1970.

- Einleitung zu: Durkheim, Soziologie und Philosophie, Frankfurt, 1967.

- Kritik. Kleine Schriften zur Gesellschaft, Frankfurt, 1971.

Adorno, Th. W. u. a.: Der autoritäre Charakter, Amsterdam, 1968.

Adorno, Th. W., Popper, K. R., u. a.: Der Positivismusstreit in der deutschen Soziologie, Neuwied, 1969.

Alsheimer, G. W. (Pseudon. f. E. Wulff): Vietnamesische Lehrjahre, Frankfurt, 1968.

Althusser, L.: Freud und Lacan, Berlin, 1970.

Basaglia, F. (Hrsgb.): Die negierte Institution oder die Gemeinschaft der Ausgeschlossenen, Frankfurt, 1971.

- Die abweichende Mehrheit. Die Ideologie der totalen sozialen Kontrolle, Frankfurt, 1971.

Berger, H.: Erfahrung und Gesellschaftsform. Methodologische Probleme wissenschaftlicher Beobachtung, Stuttgart, 1972.

Bernfeld, S.: Sozialismus und Psychoanalyse (in: Sandkühler (Hrsgb.), Psychoanalyse und Marxismus, Frankfurt, 1971).

Blöschl, L.: Grundlagen und Methoden der Verhaltenstherapie, Bern-Stuttgart-Wien, 1970.

Brede, K.: Die Pseudo-Logik psychosomatischer Störungen (in: Lorenzer u.a., Psychoanalyse als Sozialwissenschaft, Frankfurt, 1971).

Brenner, C.: Grundzüge der Psychoanalyse, Frankfurt, 1967.

Brinkmann, H.: Das Elend des Kritischen Rationalismus (in: Brinkmann u.a., Wissenschaftstheorie und Gesellschaftliche Praxis, Giessen, 1972).

Brückner, P.: Marx, Freud (in: Gente (Hrsgb.), Marxismus-Psychoanalyse-Sexpol, Bd. 2, Frankfurt, 1972.

-: Zur Sozialpsychologie des Kapitalismus, Frankfurt, 1972.

Caruso, I. A.: Psychoanalyse, Ideologie, Ideologiekritik (in: Marxismus-Psychoanalyse-Sexpol, Bd. 2, Frankfurt, 1972).

Cicourel, A. V.: Methode und Messung in der Soziologie, Frankfurt, 1972.

Cohen, R.: Grundlagen der Verhaltenstherapie (in: Bachmann (Hrsgb.), Psychoanalyse und Verhaltenstherapie, Frankfurt, 1972).

Cooper, D.: Psychiatrie und Anti-Psychiatrie, Frankfurt, 1971.

Dahmer, H.: Psychoanalyse und historischer Materialismus (in: Lorenzer u.a., Psychoanalyse als Sozialw., Frankfurt, 1971).

Dörner, K.: Der Zwang zur Dissoziation von Lust und Leistung (in: Das Argument 23, Berlin, 1962).

- Bürger und Irre. Zur Sozialgeschichte und Wissenschaftssoziologie der Psychiatrie, Frankfurt, 1969.

Dreitzel, H. P.: Die gesellschaftlichen Leiden und das Leiden an der Gesellschaft, Stuttgart, 1972.

Erikson, E. H.: Wachstum und Krise der gesunden Persönlichkeit, Stuttgart, 1953.

- Kindheit und Gesellschaft, Stuttgart, 1961.

- Identität und Lebenszyklus, Frankfurt, 1966.

Ferenczi, S.: Bausteine zur Psychoanalyse (4 Bde.), Bern - Stuttgart, 1964.

Foucault, M.: Psychologie und Geisteskrankheit, Frankfurt, 1968.

- Wahnsinn und Gesellschaft, Frankfurt, 1969.

Freud, A.: Das Ich und die Abwehrmechanismen, München, o. J.

Freud, S.: Aus den Anfängen der Psychoanalyse, Frankfurt, 1962.

- Die Traumdeutung, Frankfurt, 1972.

- Neue Folge der Vorlesungen zur Einführung in die Psychoanalyse, Ges. Werke, Bd. XV, Frankfurt, 1967.

- Darstellungen der Psychoanalyse, Frankfurt, 1969.

- 'Selbstdarstellung'. Schriften zur Geschichte der Psychoanalyse, Frankfurt, 1971.

- Abriß der Psychoanalyse, Frankfurt, 1953.

Freud, S.: Zur Psychopathologie des Alltagslebens, Frankfurt, 1954.

- Drei Abhandlungen zur Sexualtheorie, Frankfurt, 1961.

- Der Untergang des Ödipuskomplexes, Ges.W., Bd. XIII.

- Massenpsychologie und Ich-Analyse, Frankfurt, 1967.

- Warum Krieg? Ges.W., Bd. XIV, Frankfurt, 1961.

- Zeitgemäßes über Krieg und Tod, Ges.W., Bd. XIV.

- Die Zukunft einer Illusion, Ges.W., Bd. XIV. (als Tb. Frankfurt, 1967).

- Das Unbehagen in der Kultur, Ges.W., Bd. XIV, Frankfurt, 1963 (als Tb. Frankfurt, 1953).

- Totem und Tabu, Ges.W., Bd. IX (als Tb. Frankfurt, 1956).

- Der Mann Moses und die monotheistische Religion, Frankfurt, 1970.

Freud, S., /Breuer, J.: Studien über Hysterie, Frankfurt, 1970.

Fromm, G.: The Sane Society, New York, 1970.

- Analytische Sozialpsychologie und Gesellschaftstheorie, Frankfurt, 1970.

- Die Furcht vor der Freiheit, Frankfurt, 1966.

Fuchs, W.: Empirische Sozialforschung als politische Aktion (in: Soziale Welt 21/22, 1970/1).

Fürstenau, P.: Psychoanalytische Aspekte der Emanzipation (in: Das Argument 23, Berlin, 1962).

- Soziologie der Kindheit, Heidelberg, 1967.

Fürstenau, P.: Probleme der vergleichenden Psychotherapieforschung (in: Bachmann (Hrsgb.), Psychoanalyse und Verhaltenstherapie, Frankfurt, 1972).

Gabel, J.: Ideologie und Schizophrenie. Formen der Entfremdung, Frankfurt, 1967.

Gehlen, A.: Die Seele im technischen Zeitalter, Reinbek b. Hamburg, 1957.

Giegel, H.J.: Reflexion und Emanzipation (in: Apel u.a., Hermeneutik und Ideologiekritik, Frankfurt, 1971).

Goffman, E.: Asyle, Frankfurt, 1972.

Görres, A.: Psychoanalyse und Verhaltenstherapie (in: Bachmann, Frankfurt, 1972).

Habermas, J.: Zur Logik der Sozialwissenschaften, Frankfurt, 1971.

- Technik und Wissenschaft als 'Ideologie', Frankfurt, 1968.

- Erkenntnis und Interesse, Frankfurt, 1968.

Hahn, E.: Historischer Materialismus und marxistische Soziologie, Berlin (Ost), 1968.

Haug, W.F.: Warenästhetik, Sexualität und Herrschaft, Frankfurt, 1972.

Heinrich, K.: Geschlechterspannung und Emanzipation (in: Das Argument 23, Berlin, 1962).

Hollingshead, A.B./ Redlich, F.: Social Class and Mental Illness, New York, 1958.

Holzer, H.: Sexualität und Herrschaft (in: Soziale Welt, 20, 1969).

Horkheimer, U., u.a.: Studien über Autorität und Familie, Paris, 1936, (Reprint).

Horn, K.: Insgeheime kulturistische Tendenzen der modernen psychoanalytischen Orthodoxie (in: Lorenzer u. a., Psychoanalyse als Sozialwissenschaft, Frankfurt, 1971).

- Psychoanalyse - Anpassungslehre oder kritische Theorie des Subjekts (in: Gente (Hrsgb.), Marxismus-Psychoanalyse-Sexpol, Frankfurt, 1972).

- Dressur oder Erziehung. Schlagrituale und ihre gesellschaftliche Funktion, Frankfurt, 1967.

- Über den Zusammenhang zwischen Angst und politischer Apathie (in: Marcuse u. a., Aggression und Anpassung in der Industriegesellschaft, Frankfurt, 1968).

Jaspers, K.: Allgemeine Psychopathologie, Berlin-Göttingen-Heidelberg, 1959.

- Marx und Freud (in: Der Monat, Nr. 26, 1950).

Jung, C. G.: Wirklichkeit der Seele, Zürich-Leipzig, 1939.

Jurinetz, W.: Psychoanalyse und Marxismus (in: Sandkühler, H. J. (Hrsgb.), Psychoanalyse u. Marxismus, Frankfurt, 1971).

Keupp, H., u. Bergold, J. B.: Probleme der Macht in der Psychotherapie unter spezieller Berücksichtigung der Verhaltenstherapie (in: Bachmann, Frankfurt, 1970).

Lacan, J.: Ecrits, Paris, 1969.

Laing, R. D.: Phänomenologie der Erfahrung, Frankfurt, 1969.

Lefèvre, W.: Der historische Charakter und die historische Funktion der bürgerlichen Soziologie, Frankfurt, 1971.

Lepenies, W., u. Nolte, H.: Experimentelle Anthropologie und emanzipatorische Praxis (in: Lepenies/Nolte, Kritik der Anthropologie, München, 1971).

Lorenz, K.: Das sogenannte Böse. Eine Naturgeschichte der Aggression, Wien, 1963.

Lorenzer, A.: Kritik des psychoanalytischen Symbolbegriffs, Frankfurt, 1970.

- Sprachzerstörung und Rekonstruktion. Vorarbeiten zu einer Metatheorie der Psychoanalyse, Frankfurt, 1970.

- Symbol, Interaktion und Praxis (in: Lorenzer u. a., Psychoanalyse als Sozialwissenschaft, Frankfurt, 1971).

- Zur Begründung einer materialistischen Sozialisationstheorie, Frankfurt, 1972.

- Über den Gegenstand der Psychoanalyse oder: Sprache und Interaktion, Frankfurt, 1973.

Mahler, E.: Psychische Konflikte und Hochschulstruktur, Frankfurt, 1971.

Malinowski, B.: The Dynamic of Cultural Change, New Haven, 1945.

- The Sexual Life of Savage, London, 1953.

- Geschlecht und Verdrängung in primitiven Gesellschaften, Reinbek b. Hamburg, 1962.

Marcuse, H.: Triebstruktur und Gesellschaft, Frankfurt, 1971.

- Psychoanalyse und Politik, Frankfurt, 1968.

- Der eindimensionale Mensch. Studien zur Ideologie der fortgeschrittenen Industriegesellschaft, Neuwied, 1970.

- Versuch über die Befreiung, Frankfurt, 1969.

- Das Veralten der Psychoanalyse (in: Kultur und Gesellschaft, Bd. 2, Frankfurt, 1970).

Marx, K.: Das Kapital, Bd. 1, MEW, Bd. 23, Berlin (O.), 1971.

Marx, K./ Engels, F.: Die deutsche Ideologie, MEW, Bd. 3, Berlin (O.), 1970.

Mead, G.H.: Geist, Identität und Gesellschaft, Frankfurt, 1968.

Mead, M.: Geschlecht und Temperament in primitiven Gesellschaften, Reinbek b. Hamburg, 1959.

Mitscherlich, A.: Die Idee des Friedens und die menschliche Aggressivität, Frankfurt, 1969.

- Auf dem Weg zur vaterlosen Gesellschaft, München, 1963.

- Krankheit als Konflikt. Studien zur psychosomatischen Medizin (2 Bde.), Frankfurt, 1966/1970.

- Versuch, die Welt besser zu bestehen. Fünf Plädoyers in Sachen Psychoanalyse, Frankfurt, 1970.

- Protest und Revolution (in: Psyche, 24. Jg., 1970).

- Massenpsychologie ohne Ressentiment, Frankfurt, 1973.

Moeller, L.M.: Krankheitsverhalten bei psychischen Störungen und die Organisation psychotherapeutischer Versorgung (in: Das Argument 71, Berlin, 1972).

Nolte, H.: Psychoanalyse und Soziologie. Die Systemtheorien Sigmund Freuds und Talcott Parsons', Bern, Stuttgart, Wien, 1970.

- Über gesellschaftstheoretische Implikationen des Aggressionsbegriffs (in: Lepenies/Nolte, Kritik d. Anthropologie, München, 1971).

Nolte, H., u. Staenble, J.: Zur Kritik der Sozialpsychologie, München, 1972.

Opler, K.M.: Culture and Mental Health, New York, 1959.

Opp, K.D.: Methodologie der Sozialwissenschaften, Reinbek b. Hamburg, 1970.

Parin, P.: Der Ausgang des ödipalen Konflikts in drei verschiedenen Kulturen (in: Kursbuch 29, Berlin, 1972).

Parin, P. Morgenthaler, F., Parin-Matthèy, G.: Die Weißen denken zu viel. Psychoanalytische Untersuchungen bei den Dogon in Westafrika, Zürich, 1963.

Parsow, T.: Sozialstruktur und Persönlichkeit, Frankfurt, 1968.

- Der Beitrag der Psychoanalyse zu den Sozialwissenschaften (in: Wehler (Hrsgb.), Soziologie und Psychoanalyse, Stuttgart, 1972).

Parsons, T. u. Bales, R.F.: Family, Socialization and Interaction Process, Glencoe, Illinois, 1954.

Popper, K.R.: Logik der Forschung, Tübingen, 1969.

Rank, O.: Das Trauma der Geburt, Wien, 1924.

Rapoport, D.: Die Struktur der psychoanalytischen Therapie, Stuttgart, 1959.

Redlich, F.C.: Klassenzugehörigkeit, Kultur und Schizophrenie (in: Psyche, 12. Jg., 1958).

Redlich, F.C., u. Freedman, D.X.: Theorie und Praxis der Psychiatrie, Frankfurt, 1970.

Reich, W.: Der triebhafte Charakter (Raubdruck).

- Charakteranalyse, Bremen, 1971.

- Dialektischer Materialismus und Psychoanalyse (in: Sandkühler (Hrsgb.), Psychoanalyse u. Marxismus, Frankfurt, 1971).

- Was ist Klassenbewußtsein? Kopenhagen, Paris, Zürich (Reprint).

Reiche, R.: Ist der Ödipuskomplex universell? (in: Kursbuch 29, Berlin, 1972).

Reimann, B. W.: Psychoanalyse und Gesellschaftstheorie, Neuwied, 1973.

Richter, H.-E.: Eltern, Kind und Neurose, Stuttgart, 1967.

- Patient Familie, Reinbek b. Hamburg, 1970.

- Die Gruppe, Reinbek b. Hamburg, 1971.

Ricoeur, P.: Die Interpretation. Ein Versuch über Freud, Frankfurt, 1969.

Riesman, D.: Die einsame Masse, Reinbek b. Hamburg, 1958.

- Freud und die Psychoanalyse, Frankfurt, 1965.

Róheim, G.: Psychoanalysis and Anthropology, New York, 1950.

Sandkühler, H. J.: Psychoanalyse u. Marxismus. Dokumentation einer Kontroverse (in: Sandkühler (Hrsgb.), Psychoanalyse u. Marxismus, Frankfurt, 1971).

Sapir, I.: Freudismus, Soziologie, Psychologie (in: Sandkühler, Frankfurt, 1971).

Schoene, W.: Über die Psychoanalyse in der Ethnologie, Dortmund, 1966.

Seidel, R.: Bedingungen der Prävention psychischer Störungen (in: Das Argument 71, Berlin, 1972).

Skinner, B. F.: Kritik psychoanalytischer Begriffe und Theorien (in: Topitsch (Hrsgb.), Logik der Sozialwissenschaften, Köln-Berlin, 1971).

Sozialistisches Patientenkollektiv (SPK) Heidelberg: Zur Dialektik von Krankheit und Revolution (in: Gente (Hrsgb.), Marxismus-Psychoanalyse-Sexpol, Frankfurt, 1972).

Sozialistisches Patientenkollektiv (SPK) Heidelberg: Aus der Krankheit eine Waffe machen, München, 1972.

Steigerwald, R.: Eine Kritik an Herbert Marcuses Schrift: 'Triebstruktur und Gesellschaft' (in: Gente, Frankfurt, 1972).

Spitz, R. A.: Die Entstehung der ersten Objektbeziehungen, Stuttgart, 1957.

Stoljarov, A.: Der Freudismus und die 'Freudo-Marxisten' (in: Sandkühler, Frankfurt, 1971).

Strotzka, H.: Einführung in die Sozialpsychiatrie, Reinbek b. Hamburg, 1965.

Thalmann, H. C.: Verhaltensstörungen bei Kindern im Grundschulalter, Stuttgart, 1971.

Trotzki, L.: Opinions sur Freud et la Psychoanalyse (in: Psyche, 10. Jg., 1955).

Waelder, R.: Die Grundlagen der Psychoanalyse, Frankfurt, 1969.

Weber, M.: Die protestantische Ethik, München-Hamburg, 1969.

Weibrecht, H. J.: Psychiatrie im Grundriß, Berlin-Göttingen-Heidelberg, 1965.

Wittgenstein, L.: Tractatus logico - philosophicus, Frankfurt, 1969.

Wolff, R., u. Hartung, K.: Psychische Verelendung und die Politik der Psychiatrie (in: Kursbuch 28, Berlin, 1972).

Wolpe, J.: Praxis der Verhaltenstherapie, Bern-Stuttgart-Wien, 1972.

Wulff, E.: Grundfragen transkultureller Psychiatrie (in: Das Argument 50, Berlin, 1969).

-: Psychopathie? - Soziopathie? (in: Das Argument 71, Berlin, 1972).

-: Psychoanalyse als Herrschaftswissenschaft? (in: Kursbuch 29, Berlin, 1972.

Wulff, E.: Psychiatrie und Klassengesellschaft, Frankfurt, 1972.

Verlag für

Theorie + Praxis der Sozialwissenschaften

Der Verlag der Leser / Autoren

theorie + praktische kritik

texte zur theorie einer materialistischen wissenschaft und schriften zur politischen praxis

In dieser Reihe sind bisher erschienen:

t+pk 1 **arbeiterfamilie und klassenbewußtsein** DM 4,50
zum zusammenhang von der klassenlage der familie, der familiären sozialisation der kinder und dem klassenbewußtsein des arbeiters
autor: lothar lorenz, jahrgang 1945
ISBN 3-87958-003-0 (1972)

t+pk 2 **das kapital – kurzausgabe** ausgewählt von otto rühle DM 5,50
mit einer kritischen einführung in den marxismus von sebastian franck
ISBN 3-87958-004-9 (1972)

t+pk 3 **jugendkriminalität und verwahrlosung** DM 8,50
zu den ursachen der dissozialität jugendlicher – kritische bestandsaufnahme und versuch einer neubestimmung von dietmar kurzeja, uni bochum, jahrgang 1947, sozialwissenschaftler
ISBN 3-87958-103-7 (1973)

t+pk 4 **jugend und politik im kapitalismus** DM 4,50
zur kritik der staatlichen jugendbildung am beispiel von politischer bildung als schwerpunkt des bundesjugendplanes – entwicklung, selbstverständnis und funktion – autor: josef dehler, jahrgang 1944, diplompädagoge und sozialarbeiter
ISBN 3-87958-104-5 (1973)

t+pk 5 **proletarische körperkultur und gesellschaft** DM 4,50
zur geschichte des arbeitersports, darstellung – kritik – alternativen, autoren: jürgen fischer (1949) und peter-michael meiners (1944) sind studentische tutoren am ifl, uni marburg ISBN 3-87958-105-3 (1973)

t+pk 7 **das elend mit der kompensatorischen erziehung** DM 6,50
ein beitrag zur beendigung einer fruchtlosen diskussion – zur politischen ökonomie des ausbildungssektors, den soziologischen implikationen der code-theorie und der kritik schüttler-janikullas
ISBN 3-87958-107-x

t+pk 8 **kommunismus – revisionismus – imperialismus** DM 5,50
politischer kampf in den usa am beispiel der progressive labor party (plp) – argumente aus amerika zum revisionismusproblem
ISBN 3-87958-108-8

Diese Liste läßt sich spezifisch und mannigfaltig verlängern:

um Deinen Beitrag!

Interessenten benutzen die diesem Band beigefügte Karte oder schreiben an:

Andreas F. Achenbach, D-63 Giessen, Chamissoweg 7

Obdachlos weil arm

Gesellschaftliche Reaktionen auf die Armut

Ursula Christiansen

theorie + praktische kritik **9**

edition »2000

September 1973, 216 Seiten, DM 8.50

Therapie mit Drogenabhängigen

Analyse und Kritik der bundesdeutschen Behandlungseinrichtungen von Oldenburg bis München

Ulrich Sollmann

theorie + praktische kritik **12**

edition »2000

Oktober 1973, ca 240 Seiten, DM 9.50

Über die Kunst der Revolution und die Revolution der Kunst

August Thalheimer

Aufsätze zur historisch-materialistischen Ästhetik und zur Anwendung der historisch-materialistischen Methode auf dem Gebiet der Literaturgeschichte

Mit einer kritischen Einleitung von Erhard H. Schütz

theorie+kritik 2

edition »2000

Erscheinungsdatum: Juli 1972; Preis 4.50 DM; 112 S.

Wissenschaftstheorie + Gesellschaftliche Praxis

Das Elend des Kritischen Rationalismus
Zur Kritik sozialwissenschaftlicher Forschungspraxis
Zum Doppelcharakter der Bürgerlichen Psychologie
Ware und Erkenntnis

Heinrich Brinkmann
Klaus Jürgen Bruder
Richard Münch

theorie+kritik 3

edition »2000

Erscheinungsdatum: Juli 1972; Preis 4.50 DM; 128 S.